ON M'A VOLÉ
MA MORT!

Anne Beaudoin

ON M'A VOLÉ
MA MORT!

~ ~ ~

*La fin d'un
dommage collatéral*

Anne Marie Beaudoin Perron
Voces y Ecos del Corazón

Conception de la couverture: Anne Beaudoin
Illustration de 1re de couverture : Anne Beaudoin
Révision : Ana Ibáñez Córdoba et Manon Hogue
Photographie de 4e de couverture : collection personnelle,
juillet 2019

ISBN : 978-2-9816968-6-1
Dépôt légal : 2020, Bibliothèque et Archives du Québec
Dépôt légal : 2020, Bibliothèque et Archives Canada

Livre imprimé à la demande

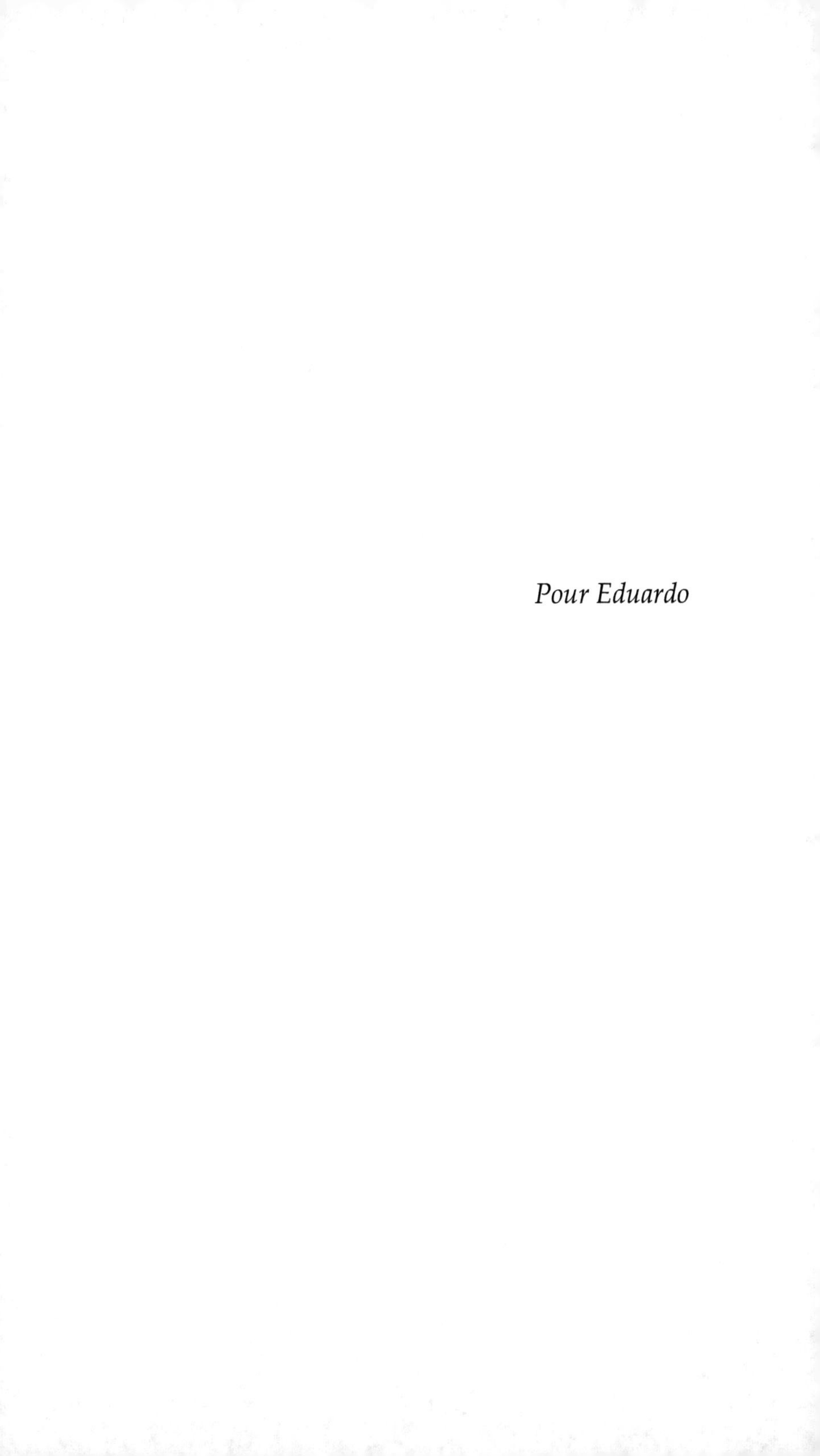

Pour Eduardo

Table des matières

Avertissement : tous les professionnels mentionnés dans cette histoire portent des noms fictifs, à l'exception du Dr Georges L'Espérance et du Dr Pierre Viens. Sont également fictifs les noms suivants : Growing Path, Peaceful Bridge et Lausterberg.

Avant-propos

Quand je suis entrée à la Faculté de médecine en 1986, j'étais loin de me douter que ma carrière ne suivrait pas le cours que j'avais imaginé.

Quelle était mon ambition? Je voulais devenir médecin et soigner les gens. Dès ma première année d'études, lors de mes rencontres avec les patients dont je devais faire l'anamnèse, je me suis sentie profondément interpellée par tout ce à quoi je commençais à toucher. Je me rendais compte de tous les visages que peut prendre la maladie, de toutes les ramifications qui en découlent, de tout ce qu'elle révèle et peut signifier en souffrances et en angoisses dans la vie de quelqu'un. Allais-je être à la hauteur de la tâche?

Je n'ai pas douté longtemps. Je me suis lancée avec enthousiasme dans un apprentissage sans fin et je suis devenue médecin. Heureuse de me mettre au service des autres, j'ai appris à soigner jour après jour, consciente de mes limites et de ma vulnérabilité. Devant l'imposante réalité des histoires de vie auxquelles j'ai été confrontée, je me suis toujours sentie très petite mais jamais vraiment impuissante. Car il m'était toujours donné de prendre soin, d'accompagner chaque patient et ses parents de mon mieux, en étant pleinement présente et attentive à leurs besoins particuliers. Quelles que soient les circonstances, je me suis toujours efforcée de garder le cap sur le plus important : le bien-être de mon patient.

J'ai aimé passionnément mon travail de pédiatre, autant à l'hôpital qu'en clinique de première ligne. J'ai relevé et savouré les défis de chaque jour avec satisfaction; et j'ai reçu, le cœur battant, les petites et grandes joies dont les enfants, sans le savoir, me faisaient cadeau. J'ai aussi vécu des situations déchirantes. L'une d'elles m'a laissé des souvenirs indélébiles…

Ce jour-là, j'étais de garde à l'hôpital régional où je travaillais. La journée avait été relativement paisible et, après avoir vérifié que tout allait bien dans la zone des accouchements, je m'étais retirée dans la chambre réservée au pédiatre de garde. Je flottais dans un sommeil léger quand ma pagette a sonné. On me demandait au bloc opératoire : une césarienne urgente! Souffrance fœtale aiguë due à une hypertonie utérine. Grossesse à terme, sans problème. Le fœtus a été rapidement délivré des entrailles de sa mère, mais il était déjà trop tard. Le bébé était mort, blanc comme un drap et sans réaction. Alors j'ai fait ce qu'on attendait de moi : je l'ai réanimé. Si je ne l'avais pas fait, je risquais de le payer très cher. Pendant que la sage-femme le séchait et le stimulait, j'ai aspiré ses voies respiratoires. Une fois intubé et ventilé, le bébé a repris de la couleur et je l'ai transporté à l'Unité de néonatologie. Là, je l'ai déposé dans un incubateur et connecté à un ventilateur mécanique. Ensuite, j'ai essayé en vain de canaliser les vaisseaux ombilicaux. La tension était forte. J'avais à côté de moi tout le personnel de gynécologie-obstétrique qui s'était agroupé à l'entrée de l'Unité et regardait, anxieux, à travers le mur de cristal. J'avais l'impression que tout le monde s'attendait à ce que je sauve le bébé. Comme si cela allait de soi! Révoltée par cette invasion dérangeante, j'ai demandé à ce qu'ils sortent tous et me laissent travailler en paix.

« Qu'est-ce j'ai fait? » me suis-je dit à moi-même. J'étais devant un bébé mort-né que je forçais à respirer avec l'aide d'une machine. Si je persistais dans mes efforts, je finirais certainement par canaliser les vaisseaux ombilicaux, ce qui me permettrait de maintenir ses fonctions vitales. Mais après, quoi? Quel avenir y avait-il pour cette belle petite fille au destin tragique? Non. Je n'allais pas m'acharner sur elle. D'ailleurs, la décision ne m'appartenait pas. Je suis sortie de l'Unité pour aller m'entretenir avec le père. Je lui ai expliqué l'état critique dans lequel se trouvait sa fille. Je ne pouvais pas faire de prédiction, bien sûr, mais je pouvais au moins lui dire en toute franchise que la perspective était des plus sombres. Alors, avec une voix ébranlée par l'émotion, mais sans aucune hésitation, il m'a répondu qu'il était absolument incapable d'avoir pour fille un « légume ».

Il a refusé de voir l'enfant, mais il a tenu à ce qu'elle soit baptisée. Elle devait s'appeler Lucía. L'aumônier de l'hôpital est donc venu à l'Unité de néonatologie en pleine nuit pour célébrer le baptême de cette pauvre créature dont la vie se terminait avant même d'avoir commencé. Réunies autour de l'incubateur où gisait Lucía toujours branchée au ventilateur, l'infirmière et l'auxiliaire de nuit ainsi que moi-même avons pris part à la cérémonie dans un recueillement inhabituel pour l'endroit où nous nous trouvions. Avant de quitter l'Unité, l'aumônier m'a demandé si j'étais certaine de ce que je faisais, insinuant que ça valait peut-être la peine d'essayer à nouveau de ramener le bébé dans notre monde. Son commentaire inopportun m'a prise au dépourvu et je me suis contentée d'y répondre succinctement. Mais, enfin, que s'imaginait-il? Que j'allais jouer au maître suprême!?

Après son départ, j'ai retiré l'assistance respiratoire et je suis demeurée au chevet de Lucía jusqu'à son dernier souffle, jusqu'à son dernier battement de cœur. L'infirmière de nuit m'a félicitée pour la façon dont j'avais agi. Elle m'a fait remarquer que d'autres n'auraient pas hésité à s'acharner sur le bébé, ce qui l'aurait condamné à une existence insupportable. Je me réjouissais qu'elle comprenne et qu'elle m'apporte son appui. Après avoir terminé de remplir toute la paperasse, épuisée, je suis retournée dans la chambre du pédiatre de garde pour me retrouver avec moi-même. Je venais de vivre un évènement tellement poignant... je ressentais le besoin d'être seule.

Deux jours plus tard, après avoir fait la tournée de la maternité, je suis allée visiter les parents de Lucía. Ayant subi une césarienne, la maman était toujours hospitalisée. Je suis entrée dans la chambre avec douceur et j'ai refermé la porte derrière moi. Nous avons parlé dans l'intimité... Je pense que ça nous a fait du bien à tous les trois de revenir sur ce qui s'était passé, sans chercher de coupable. Ce qui m'a profondément touchée, c'est qu'ils m'ont remerciée tous les deux, autant la mère que le père. Ils étaient reconnaissants pour la manière dont j'étais intervenue. J'avais beaucoup réfléchi à cette nuit éprouvante et je me reprochais certains faux pas. Mais j'avais fait de mon mieux dans les circonstances, et ils le savaient. En les écoutant me raconter les douloureux moments qu'ils vivaient, j'ai senti mon cœur se gonfler de gratitude. Les parents de Lucía m'accueillaient dans le deuil de leur fille, et je me sentais portée par l'Infini.

Cette histoire m'amène à souligner l'incapacité de beaucoup de médecins à faire face à la mort. S'il est difficile d'accepter la mort d'un enfant, cela ne justifie pas qu'on lui impose des traitements pour l'empêcher de mourir. Penser que la mort est la pire chose qui puisse arriver fait souvent perdre de vue le plus important : le bien-être du patient. Chaque être humain, si petit soit-il, n'a-t-il pas son propre destin? Je veux dire par là que c'est avec humilité et délicatesse que l'on pénètre dans l'univers sacré d'une personne. Ce n'est pas la mort qui est inacceptable, mais bien le fait d'intervenir par tous les moyens pour éviter qu'elle ne survienne, au point de créer des situations de vie inhumaines et insensées. Si on respectait le cours naturel des choses, le monde entier s'en porterait beaucoup mieux. En tant que médecins, nous n'avons pas l'obligation de prolonger la vie des gens quoi qu'il en coûte. Notre mission est tout simplement de prendre soin de nos patients dans le respect de leur personne.

Pour ma part, je n'ai pas œuvré en pédiatrie aussi longtemps que je l'aurais aimé. L'interventionnisme à outrance qui caractérise la médecine d'aujourd'hui a eu des conséquences catastrophiques dans la vie de mon fils Eduardo et, par le fait même, dans la mienne. Un jour est venu où j'ai choisi d'abandonner ma carrière afin de pouvoir l'accompagner jusqu'au bout. Mon engagement envers lui a été total et, aujourd'hui, par le biais de ce livre, c'est avec une double voix que je témoigne : celle de la mère, bien entendu, mais aussi celle du médecin.

Anne Beaudoin

Introduction

Ce petit ouvrage fait partie de la promesse que j'ai faite à mon fils Eduardo avant son départ : je me suis engagée à témoigner en son nom, à aller jusqu'au bout de sa mission, à épuiser toutes mes ressources afin que son histoire soit connue dans le monde.

Mort à l'âge de six ans et brutalement réanimé, condamné donc à vivre un terrible calvaire, il ne comprenait pas pourquoi on lui avait fait cela. Ceux et celles qui ont lu notre livre *Pourquoi on m'a réanimé?* savent que, malgré tous les obstacles qui se sont dressés devant nous, nous avons cheminé ensemble jour après jour, courageusement, pendant d'interminables années, cherchant sans relâche la manière de vivre le mieux possible avec autant de limitations…

Ce livre, c'est le dernier chapitre d'une vie remplie de souffrances, de frustrations et d'humiliations de toutes sortes, répétées invariablement chaque jour, le dernier chapitre d'une vie qui n'était pas la sienne et dont il ne voulait plus.

Non seulement Eduardo n'avait pas peur de la mort, mais il disait que « la mort est le but de la vie ». Et il était décidé à récupérer la sienne.

Eduardo : un être merveilleux, formidable et admirable qui m'impressionnait chaque jour de notre vie. Dynamique, énergique, intrépide et avide d'expériences vitales, il ne supportait plus d'être emprisonné et privé de tout.

Victime d'une médecine réductionniste et utilitariste et d'un système de santé où, malheureusement, les protocoles et les objectifs de productivité priment sur le respect de la personne, Eduardo est allé mourir là où on l'a accueilli dans sa souffrance d'être mutilé.

Voici, dans les pages qui suivent, le récit de son processus de libération.

Les derniers instants

Le jour attendu avec tant d'intensité et d'espoir est enfin arrivé.

La pièce dans laquelle nous nous trouvons est ample et lumineuse. On y respire le calme malgré l'immensité de ce qui est sur le point de se passer. Il y a la Dre Gisela Kosch, son assistante dans la procédure et un témoin. Et bien sûr, je suis là moi aussi, habitée toujours par une angoisse qui me comprime le cœur.

Eduardo est installé sur le lit articulé, en position semi-allongée. Il est serein, sans aucune appréhension, rayonnant de détermination, content que ce moment soit maintenant là devant lui. Son bras gauche est relié à une perfusion accrochée à un support qu'on a placé à côté du lit. Tout est prêt. Gisela lui pose les quatre questions :

— Tu t'appelles comment?

— Eduardo García Beaudoin.

— Quand est-ce que tu es né?

— Le 6 août 1996.

— Le 8 août 1996?

— Le 6 août.

— Le 6 août 1996. Très bien, très bien. Eduardo, pourquoi tu es venu ici?

— Pour demander l'aide médicale à mourir.

— Pour demander l'aide médicale à mourir. Parce que tu peux pas […] et tu as cette tétraplégie qui te gêne beaucoup, non? Eduardo, je t'ai mis une perfusion. Est-ce que tu sais ce qui va se passer si tu ouvres la perfusion maintenant?

— Mourir.

— Mourir, tu vas mourir.

— Mhmm.

— Oui, oui. Alors, Eduardo, si c'est ton vœu le plus grand de mourir, tu peux ouvrir maintenant.

Eduardo commence à manipuler la tubulure.

— Je sais, c'est très, très difficile pour toi. Tu prends ton temps.

Je le regarde et je le vois qui fait des efforts considérables pour bien saisir la tubulure. Je l'entends qui gémit un peu en voyant qu'il n'y arrive pas.

— Eduardo, si tu veux tu peux t'asseoir, lui dit Gisela.

Alors Eduardo se redresse sur le lit. Avec sa main gauche, dont le poignet s'est crispé en flexion complète, il tient la tubulure du mieux qu'il le peut, tandis qu'avec son index et son pouce droits, il manipule difficilement le mécanisme d'ouverture de la perfusion, une roulette qu'il doit faire glisser vers le haut. C'est un moment crucial, un moment attendu depuis longtemps, un autre moment de lutte, un moment plein de tension et d'espérance… De l'endroit où je me trouve, derrière Gisela et son assistante (qui est en train de filmer), je suis inca-

pable de voir ses mains et d'observer la progression
de ses efforts; mais, tout à coup, j'aperçois son visage satisfait qui regarde vers le haut, vers le petit
sac transparent contenant le médicament létal qui
commence à s'acheminer en lui et qui va lui rendre
sa mort. Et je comprends qu'il a réussi à ouvrir la
perfusion. Délivrance! Enfin! Il est libre, il va s'élancer dans l'Éternité…

La demande

C'était au commencement de l'année 2018, la fin
du mois de février ou le début du mois de mars.
Eduardo était en train de souper. Moi, j'avais fini et
je venais d'allumer la télévision, comme d'habitude,
pour écouter MétéoMédia. Avant de tourner au
canal 21, nous avons eu le temps d'entendre la
nouvelle du moment au sujet de l'aide médicale à
mourir (AMM). On relatait les derniers développe-
ments concernant la démarche entreprise par Mme
Nicole Gladu et M. Jean Truchon, qui contestaient
les lois fédérale et provinciale sur l'aide médicale à
mourir en raison de leur inconstitutionnalité.

Eduardo a capté l'entièreté de la nouvelle et a
déclaré : « Moi, c'est maintenant que je la veux,
l'aide médicale à mourir. » J'ai éteint la télévision
sur le champ. Je me suis assise de nouveau avec lui
à table et je lui ai demandé de répéter ce qu'il venait de dire.

« Moi, c'est maintenant que je la veux, l'aide
médicale à mourir. »

Je voyais bien qu'il était sérieux et qu'il savait parfaitement ce qu'il disait. Et je me rendais compte aussi, sans en être réellement consciente à ce moment-là, que je n'avais plus à me creuser la tête et l'âme — une vraie torture! — pour essayer de lui faire comprendre que sa situation était sans issue, sans aucun espoir d'amélioration. Il l'avait compris par lui-même et déjà, avec la détermination que je lui connaissais, il formulait son désir sans le moindre vacillement.

Ce jour-là a commencé pour nous un long travail de fond, de multiples échanges en profondeur et des mois de démarches minutieuses, ce que lui appelait son « projet ». Moi, je parlais plutôt de son processus de libération.

Dans notre livre, publié dans sa version originale (en espagnol) en octobre 2017 et dont la traduction en français était déjà assez avancée le jour où il a exprimé sa demande d'AMM, je raconte qu'il s'est fixé le but de remarcher et qu'il est convaincu de pouvoir y parvenir. Alors, me disais-je à moi-même, que s'était-il donc passé en lui entre octobre 2017 et maintenant? J'avais bien remarqué qu'il s'était assombri. Il maintenait son niveau d'énergie et continuait d'aller au PEPS (Pavillon de l'éducation physique et des sports de l'Université Laval) avec la même assiduité et la même application; il s'adonnait à ses casse-têtes cybernétiques et ses coloriages avec le même intérêt et la même concentration; il avait même conservé son sens de l'humour, blaguant encore avec n'importe quoi et riant encore aux éclats en regardant *Caméra café*, *Shin Chan* ou *Les Simpson*; mais il n'y avait plus dans ses yeux la lumière qui les avait toujours fait briller. Son regard était dans l'ombre.

Il m'a dit qu'il n'en pouvait plus de la chaise roulante, qu'il avait devant lui un mur infranchissable, qu'il souffrait dans son âme blessée, qu'il voulait s'en aller au ciel... Il se sentait démoli. S'il ne remarchait pas, il ne voulait pas rester dans ce monde.

La recherche d'information

Eduardo avait pris une décision et comptait sur moi pour qu'elle devienne réalité. J'ai accueilli la tâche qu'il me confiait avec le cœur grand ouvert, tout en percevant au plus profond de moi-même que s'amorçait alors par sa volonté l'accomplissement d'un long et douloureux combat.

Nous avons beaucoup parlé. Nous avons parlé chaque jour, je crois. De sa décision, de sa situation, de tout ce qu'il avait vécu et continuait de vivre, de ce qu'il voulait et de ce qu'il ne voulait pas. Je lui ai posé une multitude de questions pour l'aider à verbaliser ce qui, pour lui, n'avait pas besoin d'explication. Il fallait absolument qu'il me précise dans ses propres mots l'endroit où il se trouvait sur le chemin de son existence, le regard qu'il portait sur la vie qu'il vivait, ce qu'il ressentait au cœur de lui-même, ce dont il avait besoin et ce à quoi il aspirait.

Tout ça n'a pas été facile, car Eduardo n'était pas friand de mots. D'ailleurs, pour lui, tout était clair. Sa décision lui apparaissait pleine de sens, d'une logique implacable. Pourquoi les autres ne le voyaient-ils pas? Pourquoi les autres ne le comprenaient-ils pas? Pourquoi avait-il à prouver quoi que ce soit? Je lui ai expliqué et répété, autant de fois qu'il a fallu, que nous n'avions pas le choix, que les choses devaient se faire selon les termes de la loi. Afin de maximiser les chances de succès de son « projet », tout devait être en ordre, dans les moindres détails. Et donc, au fil du temps qui passait et qui pesait sur nous, nos échanges se sont poursuivis jusqu'à la fin.

Notre vie suivait son cours habituel, mais du jour au lendemain, mes journées se sont vues imprégnées d'une activité nouvelle : je me suis mise à naviguer sur Internet, en quête d'information sur l'aide médicale à mourir. Chaque jour, pendant qu'Eduardo tuait le temps grâce à ses diverses interactions avec l'ordinateur, moi, je tirais profit de l'iPad et je cherchais… Je dois dire que c'est avec un sentiment d'amertume — presque de révolte — que je me suis lancée dans ma recherche, car, selon les critères restrictifs des lois canadienne et québécoise, Eduardo n'était pas admissible à l'aide médicale à mourir dans son pays. En effet, en dépit de l'arrêt *Carter* de février 2015 — dans lequel la Cour suprême du Canada statue que « les dispositions législatives visant à interdire l'aide médicale à mourir portent atteinte au droit à la vie, à la liberté et à la sécurité de la personne en vertu de l'article 7 de la *Charte canadienne des droits et libertés* » —, les législateurs, tant québécois que fédéral, ne s'étaient pas acquittés de leur tâche convenablement. Au Québec, on continuait de restreindre l'AMM aux personnes qui se trouvent en fin de vie tout en refusant catégoriquement d'ajuster la loi provinciale à celle du gouvernement fédéral; et au Canada, la loi modifiant le Code criminel, entrée en vigueur en juin 2016, limitait l'AMM aux personnes dont la mort naturelle est devenue raisonnablement prévisible, un concept imprécis et plutôt incongru, disons-le, étant donné la société hautement technologisée dans laquelle nous vivons. Eduardo, lui, était mort le 20 novembre 2002, mais on l'avait réanimé... Il se trouvait depuis dans une situation insupportable et souffrait d'une manière indicible, mais il n'était plus en fin de vie. Alors il nous a fallu chercher ailleurs.

Au moment de me faire sa demande, en raison de la contestation de nos deux lois, les débats entourant l'AMM avaient repris de plus belle et les médias, bien entendu, s'en faisaient l'écho. Je me rappelais amèrement les travaux qui avaient précédé l'adoption de la loi fédérale. On avait entendu des choses comme « C'est difficile de vérifier que les souffrances de quelqu'un sont intolérables », « Il faut allouer un temps de réflexion suffisant (10 jours!) entre la demande d'AMM et son administration pour s'assurer que la personne a bien réfléchi » ou encore « Il est nécessaire que la personne soit apte à consentir jusqu'au dernier moment avant l'administration de l'AMM. » Quel manque d'humanité!

Avec la reprise des discussions sur le sujet, j'étais, encore une fois, outrée par plusieurs des propos qui me parvenaient de la télévision ou d'Internet. Que penser, par exemple, quand nos dirigeants s'évertuent à répéter, sans pour autant pouvoir le démontrer, que le critère de mort raisonnablement prévisible a été élaboré pour protéger les personnes en situation de vulnérabilité? Les protéger de quoi? De leur libre arbitre? Et au Québec, on argumentait, entre autres, que l'AMM ne saurait être considérée comme un soin pour des personnes qui ne sont pas en fin de vie. Vraiment? Je crois bien que les législateurs auraient eu besoin de passer, ne serait-ce qu'une petite fin de semaine, emprisonnés dans une indignité humiliante et en proie à des souffrances insupportables pour comprendre les réalités des personnes qui demandent l'AMM.

La Cour suprême avait pourtant été claire dans la décision *Carter* et n'invoquait pas la proximité de la mort naturelle, mais plutôt le respect de la volonté de la personne et le soulagement de ses souffrances. Pourquoi avoir introduit dans la loi un critère discriminatoire? Les personnes qui avaient légiféré savaient-elles seulement de quoi elles parlaient? De toute évidence, elles n'avaient pas compris ce que la Cour suprême leur avait demandé, ou alors elles avaient simplement décidé de ne pas obtempérer. Ou peut-être bien que ce n'était que de la politique après tout? Quoi qu'il en soit, les critères de « mort devenue raisonnablement prévisible » et de « fin de vie » étaient contestés devant la Cour supérieure du Québec, et nous n'avions aucun espoir que la question se résolve positivement dans un laps de temps acceptable.

Mais la réalité d'ici n'allait pas me décourager. J'allais trouver une porte de sortie pour Eduardo. J'ai lu et j'ai regardé une foule de documents : des articles, des entrevues, des témoignages, des reportages, des essais, des textes officiels… J'ai pris connaissance de ce qui se passe dans le monde et des différentes associations qui travaillent pour le droit de mourir dans la dignité. Je me réjouissais de constater l'existence de tous ces groupes de personnes qui défendent un droit aussi fondamental que celui-ci.

Et puis, je me suis éventuellement retrouvée sur le site web de Dignitas – Vivre dignement – Mourir dignement, une organisation suisse dont j'avais vaguement entendu parler auparavant. En parcourant son site, j'ai découvert beaucoup de choses qui m'ont menée à beaucoup d'autres. Je suis tombée sur le témoignage d'une québécoise, pédagogue et chercheure, qui a mis fin à ses jours volontairement en 2017 et qui dénonce la lâcheté de nos élus et l'hypocrisie des médecins sur la question de l'AMM. J'ai eu l'occasion aussi de lire l'extrait d'un essai écrit par un spécialiste allemand de l'éthique médicale qui considère que la lutte contre les maladies n'est pas une fin en soi, que la tâche de la médecine consiste à soulager la souffrance des êtres humains et que cette tâche doit toujours s'accomplir dans le respect de l'autodétermination du patient. Il estime que lorsque l'éthique médicale a comme fondement « le soulagement de la souffrance et le respect de l'autodétermination, il semble évident qu'elle est absolument compatible avec le suicide assisté ». Cela rejoint ma vision : les médecins doivent prendre soin de leurs patients, en respectant toujours qui ils ou elles sont et ce qui est important pour eux ou pour elles. Je crois fermement que le respect de la personne doit être au cœur de l'agir médical. Oui, si l'on respecte la personne, alors les supposés conflits éthiques — qui ne sont en réalité que des constructions de l'esprit — disparaissent automatiquement.

Bref, j'avais trouvé Dignitas, une association à but non lucratif dont les activités reposent sur la liberté de choix, le respect de la dignité humaine tout au long de la vie (c'est-à-dire jusqu'à la mort) et le droit de chaque personne à l'autodétermination. Œuvrant principalement dans le domaine des soins palliatifs et pour la prévention des tentatives de suicide, elle offre à ses membres, entre autres, des conseils et de l'accompagnement en fin de vie, ainsi que de l'aide pour le suicide assisté. Cette aide s'étend aux adhérents qui ne sont pas citoyens suisses. Il y a des conditions précises à remplir pour pouvoir bénéficier d'une aide au suicide : être membre de Dignitas, être capable de discernement et disposer d'un minimum de mobilité corporelle. De plus, étant donné que la participation d'un médecin suisse s'avère nécessaire, le membre doit être atteint soit d'une maladie aboutissant à la mort, soit d'un handicap intolérable, soit de douleurs incoercibles, soit d'une combinaison des trois. Donc, Eduardo était admissible!

Maintenant, le moment était venu de frapper à la porte de Dignitas. Dans un premier courriel préparé avec soin, j'ai présenté le cas d'Eduardo de manière claire et concise, tout en soulignant qu'ici, l'AMM était réservée exclusivement aux personnes en fin de vie — mais ça, ils le savaient certainement. Comme j'avais déjà recueilli beaucoup de renseignements sur leur site, je leur ai posé une série de questions bien précises afin de pouvoir nous préparer adéquatement et planifier la démarche de façon réaliste. On m'a vite répondu et envoyé trois documents en fichiers PDF : le formulaire d'adhésion à l'association, ainsi que deux brochures d'information, l'une portant sur leur prestation de suicide assisté et l'autre expliquant le fonctionnement de Dignitas et ses principes philosophiques. Après avoir tout lu attentivement, je me sentais prête à me mettre à l'ouvrage, à entamer les travaux qui allaient conduire à la libération de mon fils; mais il y avait un point qui me préoccupait toujours sérieusement... Est-ce que le fait qu'Eduardo soit sous régime de curatelle pouvait constituer un obstacle à l'obtention du suicide assisté?

Dialogue A

J'avais maintenant ce qu'il me fallait pour commencer à constituer le dossier d'Eduardo. Je me suis alors tournée vers lui et j'ai sollicité toute son attention. Soucieuse de ne pas l'accabler avec les exigences de la procédure et consciente à la fois qu'il devait être l'auteur de sa lettre à Dignitas, j'ai convenu avec lui que nous allions établir un long dialogue s'échelonnant au fil des jours en de multiples petites rencontres. Je lui ai posé une foule de questions. Je lui ai posé les mêmes questions à plusieurs reprises, mais de manière différente. Je l'ai invité à se remémorer et à qualifier plusieurs moments de sa vie présente et passée. Je l'ai encouragé à parler de ce qu'il vivait et à exprimer ce qu'il portait en lui. J'ai interagi sans cesse avec lui de bien des façons, afin qu'il me confie petit à petit tous les éléments que devait contenir sa lettre.

Le premier jour de nos séances, je lui ai demandé :

— Pourquoi veux-tu mourir?

— Parce que je suis écœuré de cette vie-là de merde.

— Pourquoi dis-tu que tu as une vie de merde?

— C'est évident, voyons! me répond-il en m'indiquant avec un geste précis mais saccadé le fauteuil roulant dans lequel il est assis.

— D'accord, mais peux-tu me le dire en mots?

— J'en peux plus avec la chaise roulante.

— OK… Dis-moi, en quoi ta vie est-elle de la merde?

— En tout.

— Comment ça se passe une journée pour toi?

— Je me réveille le matin et j'ai juste envie de me rendormir.

— Qu'est-ce que tu fais pendant tes journées?

— Je fais de l'ordinateur. Je tue le temps et c'est tout. Je peux rien faire tout seul. Ça, c'est de la merde.

— Qu'est-ce que tu aimerais?

— Ne plus être handicapé. Avoir une vie normale comme les autres.

— Qu'est-ce qui te manque le plus?

— Une blonde… des amis.

— Pourquoi tu n'as pas d'amis?

— À cause de la réanimation cardiopulmonaire.

Voilà que nous avions commencé le travail préparatoire au brouillon de sa lettre. Eduardo était sûr de lui, inébranlable. Moi, j'étais émue jusqu'au fond de mon âme. Nous venions d'entreprendre la dernière étape de notre incroyable odyssée. J'ignorais encore tous les détours du chemin qui nous attendait, mais j'étais aux côtés d'Eduardo et j'allais l'accompagner jusqu'au bout.

En plus de sa demande écrite, il devait également présenter une autobiographie suffisamment détaillée qui permette aux médecins d'apprécier sa situation personnelle et familiale. Nous avions donc du pain sur la planche…

La capacité de discernement

J'ai communiqué avec Dignitas plusieurs fois par courriel et une fois par téléphone. J'avais besoin de précisions. La communication n'a pas toujours été fluide, mais j'ai finalement réussi à obtenir une réponse claire qui me disait que « si des rapports médicaux confirment la capacité de discernement, nous considérons que la préparation d'un suicide assisté est possible ». J'en déduisais avec certitude et satisfaction que même en étant sous régime de protection, une personne pouvait bénéficier de la prestation de suicide assisté offerte pas Dignitas. C'était tout un soulagement… Cependant, il fallait que la capacité de discernement soit établie par un médecin spécialiste en psychiatrie.

Je n'avais pas le choix : je devais partir à la recherche d'un psychiatre ou d'une psychiatre qui accepterait d'évaluer la compétence d'Eduardo à prendre la décision qu'il avait prise. Avant toute chose, j'ai voulu savoir ce que signifiait exactement « capacité de discernement » dans le jargon médical suisse, quels étaient les principaux éléments qu'on s'attendait à retrouver dans le rapport du psychiatre qui confirmerait qu'Eduardo en était doué. Alors, j'ai envoyé un autre courriel et, sans attendre la réponse de Dignitas, j'ai poursuivi mes recherches sur le web...

En Suisse est considérée capable de discernement « toute personne qui n'est pas privée de la faculté d'agir raisonnablement en raison de son jeune âge, de déficiences mentales, de troubles psychiques, d'ivresse ou d'autres causes semblables » (art. 16 du Code civil suisse). La capacité de discernement est donc présumée chez tout patient jusqu'à preuve du contraire. Elle se définit comme la capacité d'une personne à comprendre sa situation et les différentes façons de remédier à son problème, à analyser selon ses propres valeurs le pour et le contre de chacune des options qui s'offrent à elle et à exprimer un choix solide. Pas toujours facile à évaluer, la capacité de discernement est cependant essentielle pour l'obtention d'un consentement valide à des soins, ainsi que pour la rédaction de directives médicales anticipées. Elle est donc formellement examinée lorsqu'il y a un doute fondé quant à la capacité du patient à décider pour lui-même, et ce, surtout lorsqu'une décision peut entraîner des conséquences importantes ou irréversibles. Mais attention! Il ne s'agit pas de vérifier que la décision prise est en accord avec le point de vue de l'équipe traitante ou les valeurs socialement véhiculées, mais plutôt de s'assurer que la personne est capable d'arriver à un choix selon un processus décisionnel rationnel. Ce qui est évalué, c'est la compréhension et la compétence du patient sur un enjeu précis à un moment donné de sa vie.

Par conséquent, peut-on conclure qu'une personne est incapable de discernement sur le seul fait qu'elle n'a pas l'âge de la majorité ou qu'elle est très âgée? Non. Peut-on dire d'une personne qui fait un choix inattendu ou contredisant l'opinion du médecin qu'elle est dépourvue de capacité de discernement? Non. Et si quelqu'un est diagnostiqué d'un trouble cognitif, neurologique ou psychiatrique, est-ce une raison suffisante pour déclarer que cette personne n'est pas capable de discernement? Non. Bien sûr que non. Ce sont des aprioris tout à fait inacceptables qui faussent l'évaluation avant même qu'elle n'ait commencé.

Comment évalue-t-on la capacité de discernement? Tout le monde n'est pas d'accord sur la meilleure façon de procéder à cet examen délicat. Il existe des outils (tests et questionnaires) qui peuvent d'une certaine manière faciliter la tâche des cliniciens. Néanmoins, c'est, sans l'ombre d'un doute, dans la rencontre avec la personne, lors d'entretiens cliniques structurés, que peut le mieux s'apprécier sa capacité de discernement. Il s'agit d'une démarche rigoureuse qui se doit d'être personnalisée et qui demande du temps, de l'écoute attentive et de l'empathie. En échangeant en profondeur avec la personne dans un environnement propice au dialogue, l'évaluateur peut s'assurer convenablement qu'elle est compétente dans les quatre dimensions ou habiletés du processus de décision : comprendre, apprécier, raisonner et communiquer. Par ailleurs, le médecin qui évalue la capacité de discernement d'un patient doit être conscient de ses propres limites et éviter que sa capacité de jugement ne soit influencée par ses opinions ou convictions personnelles ou par la crainte de conséquences médico-légales. Il en va du bien-être du patient!

En ce qui concerne les demandes d'assistance au suicide, on peut dire qu'elles font partie des réalités auxquelles les soignants doivent faire face de nos jours. Lors de ces demandes d'aide tout à fait particulières — qui demeurent, je crois, une interpellation menaçante pour la plupart des médecins —, la capacité de discernement de la personne requérante fait, bien entendu, l'objet d'une évaluation approfondie.

Au Québec, on ne parle pas de capacité de discernement, mais bien d'aptitude à consentir. C'est le même concept exprimé de façon différente. Sur le site web du Curateur public du Québec, on peut lire qu'en vertu de notre Code civil, toute personne, y compris celle qui est placée sous un régime de protection, est présumée apte à consentir à des soins ou à les refuser, en d'autres mots, à prendre une décision en ce qui concerne sa santé. L'inviolabilité d'une personne et son droit à l'intégrité ne sont pas annulés par une mesure de protection; et même en cas d'inaptitude à consentir, la personne doit toujours être consultée pour toute question qui la concerne, ceci afin de respecter son autonomie. En matière d'aptitude ou d'inaptitude, il est donc fondamental de faire la distinction entre les trois volets de l'aptitude, c'est-à-dire l'aptitude à prendre soin de sa personne, l'aptitude à administrer ses biens et l'aptitude à consentir à des soins de santé. À cet égard, un jugement marquant rendu en 1996 confirme que l'aptitude à consentir à un soin ne doit pas s'apprécier en fonction de la situation de la personne, mais plutôt « en fonction de son autonomie décisionnelle et de sa capacité de comprendre ce qui est en jeu ».

L'évaluation de l'aptitude à consentir est en fait une tâche habituelle du médecin, puisque cette aptitude se trouve à la base du consentement éclairé. Il fût un temps, pas très lointain, où le médecin prenait les décisions de façon unilatérale en s'appuyant exclusivement sur son devoir de bienfaisance envers le patient. La question de l'aptitude du patient à consentir au traitement ne se posait même pas. Mais, heureusement, les temps ont changé et, depuis quelques décennies, le consentement éclairé est — en principe — devenu l'axe central de l'interaction entre le médecin et le patient, reconnaissant au patient son droit à l'auto-détermination. Selon la législation québécoise, « nul ne peut être soumis sans son consentement à des soins, quelle qu'en soit la nature, qu'il s'agisse d'examens, de prélèvements, de traitements ou de toute autre intervention » (art. 11 du Code civil). Pour être valable, le consentement doit être donné de façon éclairée, libre et volontaire. Pour consentir, il faut être apte à le faire (c'est évident!), d'où la nécessité pour le médecin de s'assurer que le patient fait preuve des quatre habiletés nécessaires à la prise de décision. Puisqu'il n'existe pas de critères d'inaptitude strictement définis, le médecin s'en remet à son jugement clinique pour explorer la compétence de son patient. Ici comme ailleurs, il peut aussi avoir recours à des guides et travaux largement reconnus dans le domaine. Les professionnels de la santé québécois disposent, entre autres, des critères de la Nouvelle-Écosse pour vérifier la compréhension que le patient démontre face à son problème de santé : 1) le patient comprend-il la nature de sa maladie? 2) le patient comprend-il la nature et le but du traitement? 3) le patient comprend-il les risques associés au traitement? 4) le patient comprend-il les conséquences de ne pas se soumettre au traitement? et 5) l'état du patient nuit-il à sa capacité de décider?

Toute cette démarche menée par le médecin s'inscrit naturellement au sein de la relation thérapeutique qui s'établit — ou du moins devrait s'établir — entre soignant et patient, une relation ouverte où doit se produire un échange honnête d'information et où chacun doit prendre sa responsabilité en main. Est-il possible autrement d'en arriver à une décision éclairée qui contribue au bien-être du patient?

Comment cela se passe-t-il sur le terrain dans le système de santé actuel? Ça, c'est une autre histoire.

Dialogue B

Je ne doutais nullement de la capacité de discernement d'Eduardo. Malgré toutes les séquelles neurologiques que lui avait laissées la réanimation cardiopulmonaire (RCP) et qui le limitaient de tellement de façons, il avait des personnes et des situations une perception étonnante. Il avait déjà pris dans le passé des décisions importantes. Plus d'une fois, il avait démontré non seulement sa capacité de contempler une situation, de réfléchir et de tirer des conclusions, mais aussi celle de mettre en pratique sa décision avec détermination et persévérance.

Bien avant d'avoir 18 ans, il avait accepté de se faire opérer pour son pied gauche. Il avait écouté attentivement les explications de l'orthopédiste et avait bien compris ce qui l'attendait : la chirurgie, le séjour à l'hôpital, les semaines d'immobilisation avec la jambe plâtrée et par la suite les exercices soutenus de réadaptation. Mais l'allongement des tendons allait corriger la difformité de son pied et lui permettre de se tenir debout. Il allait donc pouvoir participer à ses transferts et faire de la marche thérapeutique. Et cela, pour lui, en valait la peine. L'année suivante, c'est lui-même qui avait demandé à l'orthopédiste de traiter son bras gauche avec des injections de Botox, car il voulait augmenter la mobilité au niveau de son poignet. On lui avait laissé entrevoir la possibilité d'une autre intervention chirurgicale, mais il avait préféré une option moins risquée et moins agressive.

À l'âge de 15 ans il avait décidé qu'il cessait d'aller à l'école. Il m'avait expliqué qu'il se sentait en prison et qu'à part la musique, il n'y avait rien là qui l'intéressait. Il avait considéré les implications de son choix et se montrait sûr de lui, prêt à devenir l'organisateur de ses journées.

C'est aussi lui qui avait choisi de faire du karaté adapté et du conditionnement physique. Il avait un objectif en tête (celui de remarcher) et prenait les moyens pour essayer de toutes ses forces de redonner à son corps l'agilité, la coordination et la souplesse qu'il avait perdues. Un exemple de décision et de volonté.

Il savait ce qu'il voulait. Et même s'il lui arrivait parfois d'espagnoliser un mot français ou, à l'inverse, de franciser un mot espagnol, il était capable d'exprimer sa pensée en toute clarté — du moins pour l'interlocuteur intéressé. Je savais que cette ultime décision qu'il venait de prendre avait profondément mûri en lui, qu'elle était un cri du cœur, l'expression du besoin ardent de tout son être.

Alors, un jour, je reprends le dialogue avec Eduardo :

— Peux-tu me répéter la décision que tu as prise pour ta vie?

— Mourir.

— Mourir?! Mais comment tu vas faire ça?

— Je vais demander l'aide médicale à mourir.

— Et comment tu vas faire pour avoir l'aide médicale à mourir?

— Aller en Suisse.

— D'accord. Tu vas aller en Suisse pour avoir l'aide médicale à mourir. Et ça consiste en quoi au juste, cette aide médicale à mourir?

— Le suicide assisté.

— Sais-tu comment ça se passe?

— On me met un soluté avec un médicament.

— C'est le médecin qui t'administre le médicament?

— Non. C'est moi, j'ouvre la valve.

— C'est quoi l'effet du médicament?

— Rrrrrr… me donne-t-il comme réponse tout en rejetant la tête en arrière et en fermant les yeux. Je comprends qu'il imite quelqu'un qui dort.

— Je vois, le médicament te fait dormir et puis après, quoi?

— Il provoque un arrêt cardiaque.

— Dis-moi, pourquoi veux-tu mourir?

— Je trouve pas de sens à ma vie, réplique-t-il tellement sérieux qu'on croirait qu'il est fâché.

— Toi, Eduardo, tu as eu une vie normale jusqu'à l'âge de six ans. Qu'est-ce qui est arrivé à ce moment-là?

— J'ai fait un arrêt cardiaque et on m'a réanimé. C'est pour ça que je suis en chaise roulante.

— Comment la décrirais-tu, ta vie, depuis qu'on t'a réanimé?

— Un calvaire, finit-il par me répondre, un peu exaspéré (il faut dire que ce n'est pas la première fois que je lui pose la question).

— Comment vois-tu l'avenir?

— J'ai pas de avenir, me dit-il, le visage sombre.

— Alors tu as bien réfléchi à ta situation et tu en es arrivé à… je veux dire, est-ce que tu as différentes options devant toi?

— A ou B. M'en aller ou rester.

— Explique-moi l'option A.

— Si je m'en vais au ciel, je cesse de souffrir.

— D'accord. Est-ce qu'il y a des mauvais côtés à cette option?

— Non.

— Et l'option B?

— Rester ici, ça veut dire continuer dans mon calvaire.

— Est-ce qu'il y a des bons côtés à l'option B?

— Non.

— Et si on te trouvait un endroit où on prendrait très bien soin de toi?

— C'est pas assez, me répond-il sur un ton ferme.

— Si on répondait à tous tes besoins?

— C'est pas assez, rétorque-t-il avec insistance en se dressant sur sa chaise, me donnant à peine le temps de finir ma question.

— OK. Qu'est-ce qu'il te faudrait pour que tu veuilles rester ici sur la Terre?

— Marcher.

Marcher… Ça voulait tout dire pour Eduardo. Ça voulait dire récupérer tout ce qu'il avait perdu à cause de la réanimation cardiopulmonaire.

Retrouver les mouvements harmonieux d'un corps qui lui obéit.

Retrouver l'agilité d'un cerveau dynamique qui soutient sa pensée.

Pouvoir bouger à sa guise et aller où bon lui semble.

Pouvoir expérimenter, se tromper, apprendre et grandir.

Pouvoir travailler, créer, s'amuser et aimer.

Pouvoir vivre en liberté et devenir lui-même.

Il n'envisageait pas de continuer à exister sur Terre sans cela : marcher.

La recherche du psychiatre

Il me fallait trouver un psychiatre ou une psychiatre qui accepterait de rencontrer Eduardo, d'explorer son parcours de vie, de constater sa situation et d'entendre sa requête pour ensuite confirmer sa capacité de discernement concernant l'aide médicale à mourir qu'il demandait. Car, bien sûr, il n'y avait aucun doute quant à sa compétence personnelle en la matière. En fin de compte, le psychiatre ou la psychiatre que je trouverais n'aurait à y consacrer qu'une petite partie de son temps. Et puis, je n'allais pas demander la charité; j'allais payer ce qu'on me demanderait pour cette évaluation professionnelle dont Eduardo avait absolument besoin.

Rejetant l'idée que je me lançais peut-être dans une entreprise périlleuse vouée d'avance à l'échec, j'ai repris ma navigation sur Internet, habitée par un espoir démesuré… et j'ai trouvé une liste de psychiatres en pratique privée à Québec, ainsi que quelques références à Montréal.

J'ai aussi contacté l'une de mes cousines à la retraite, une personne de confiance qui comprenait parfaitement la situation d'Eduardo. Puisqu'elle connaissait beaucoup de gens qui travaillent dans le domaine des relations d'aide, elle pourrait probablement me mettre en contact avec quelques personnes-ressources.

J'ai pensé à la psychologue que j'avais connue à l'école d'Eduardo et je l'ai cherchée par l'intermédiaire de Facebook. Peut-être connaissait-elle des psychiatres ou avait-elle des collègues qui en connaissaient?

J'ai également eu l'idée de localiser d'anciens compagnons de la Faculté de médecine de Sherbrooke. Même s'il y avait une éternité que nous avions quitté les bancs de l'université (se rappelleraient-ils de moi?), j'allais frapper à leur porte sans aucune gêne.

Nombreuses sont les personnes auxquelles j'ai parlé. Je m'étais bien préparée avant de les approcher, car je voulais expliquer la situation d'Eduardo le mieux possible tout en le gardant, bien entendu, dans l'anonymat. Je voulais faire valoir à leurs yeux la perspective d'Eduardo et leur transmettre la gravité et l'ampleur des circonstances dans lesquelles il se trouvait. Je cherchais quelqu'un qui voudrait bien, avec un peu d'humanité, tendre la main à mon fils.

Je n'ai pas commencé par le premier nom sur ma liste mais par le cinquième, qui correspondait à une psychiatre dont on m'avait déjà parlé en de très bons termes. Elle m'a écoutée suffisamment pour que je puisse lui expliquer clairement la situation, mais s'est empressée de me dire qu'elle était en préretraite et ne prenait plus de nouveau patient. Devant mon insistance, elle ne s'est pas attendrie du tout, au contraire, et m'a répété que, même s'il ne s'agissait pas de thérapie, elle était vraiment en train de réduire sa charge de travail et ne pouvait pas rencontrer la personne dont je lui parlais. Ça ne commençait pas très bien!

La deuxième personne sur ma liste était à la retraite depuis déjà quelques mois. Elle m'a conseillé de m'adresser au Département de psychiatrie du CHU (Centre hospitalier universitaire) et de l'hôpital de L'Enfant-Jésus, où l'on fait ce genre d'évaluation.

La troisième personne que j'ai appelée concentrait sa pratique en psychothérapie; ce que je lui demandais n'était pas dans son champ d'action. Elle s'est pourtant montrée compréhensive, et nous avons parlé assez longuement. Pendant quelques instants, j'ai même cru qu'elle allait accepter de nous aider. Mais elle a fini par refuser en me référant gentiment à une collègue.

La collègue en question était plutôt du genre sec et sérieux. Elle était en pratique privée depuis un certain temps et ne voulait surtout pas se mettre dans une affaire qui risquait, disait-elle, de lui attirer des problèmes de nature légale. Mais de quoi avait-elle peur?

J'ai communiqué avec quelques personnes par courriel. J'ai attendu presque toutes les réponses en vain. Mais, un jour, quelqu'un de Montréal m'a répondu. Cette personne « restreinte par le temps » m'offrait une consultation à sa clinique privée pour discuter de ce sujet complexe. J'ai tout de suite compris que j'avais frappé à la mauvaise porte.

Arrivée au dernier psychiatre sur ma liste, et constatant la désolante évaluation qu'on lui accordait sur l'un de ces sites web de satisfaction (que je n'ai pas l'habitude de consulter et auxquels je ne me fie pas vraiment), j'ai décidé de laisser tomber et de ne pas l'appeler. Je savais que ça ne donnerait rien.

J'ai alors repris de plus belle mes fouilles cybernétiques en me disant que le psychiatre ou la psychiatre que je cherchais n'avait pas à travailler dans un cabinet privé. Pourquoi n'y aurait-il pas de psychiatre du régime public disposé à faire un petit quelque chose en marge de ses activités professionnelles habituelles? Et j'ai déniché les noms de trois autres personnes.

Deux d'entre elles m'ont fait connaître leur réponse négative par le biais de leur secrétaire. Quant à l'autre, elle a eu l'obligeance de retourner mon appel pour me dire qu'il existe dans le système de santé une marche à suivre pour ce genre d'évaluation et qu'il faut premièrement consulter le médecin de famille. C'est un processus qui peut prendre des mois — et même davantage! Décidément, ça n'allait vraiment pas bien.

De longues semaines s'étaient écoulées depuis ma première conversation avec ma cousine, et voilà qu'elle m'est revenue avec de bonnes nouvelles. Elle me transmettait, par l'intermédiaire du beau-frère d'une ancienne collègue, les noms de quelques médecins spécialisés en psychiatrie.

Mais les bonnes nouvelles n'ont pas été bonnes longtemps. Un courriel qui reste sans réponse. Une lettre qui me revient après plusieurs jours. Une personne qui s'indigne du fait que je me permette de la contacter avec la recommandation d'un collègue qu'elle a perdu de vue depuis longtemps. Et puis, le pire : une psychiatre apparemment experte en matière d'inaptitude — avec qui j'ai réussi, contre toute attente, à m'entretenir au téléphone — me déclare que si la personne se trouve assujettie à un régime de curatelle, on sait déjà qu'elle n'a aucune aptitude. Devant une telle affirmation, j'étais en droit d'avoir de sérieux doutes sur la capacité de discernement de la psychiatre en question, vous ne trouvez pas? Je me suis d'ailleurs retenue pour ne pas lui raccrocher au nez. À ce stade de mon investigation s'était indéniablement emparée de moi la pénible impression que je cherchais une aiguille dans une botte de foin.

Néanmoins, il était hors de question que je baisse les bras. J'ai donc persisté dans ma tâche de prospection et j'ai fini par trouver le lieu de travail de deux anciens de la faculté. À l'un, que je n'avais connu que de loin, j'ai envoyé une petite lettre par courrier recommandé à laquelle il n'a jamais répondu. Pour l'autre, que j'avais côtoyée tous les jours à la résidence pour les étudiants, j'ai dû utiliser plusieurs moyens (téléphone, courriel et courrier recommandé) avant de parvenir à la joindre. J'ai finalement eu l'occasion de lui parler au téléphone. Une conversation très longue. Sans trop savoir pourquoi, je me suis soudain sentie en confiance avec elle et je lui ai dit qu'il s'agissait de mon fils. Je lui ai brièvement raconté sa tragique histoire. Je ne sais pas si elle a été touchée, mais elle m'a avoué qu'elle n'était pas du tout à l'aise avec ce genre d'évaluation; alors elle m'a référée à une interniste qui pratiquait l'aide médicale à mourir dans un hôpital de Montréal. J'en avais vraiment marre! Était-ce possible qu'il n'y ait personne ici pour venir en aide à Eduardo?

C'est alors que j'ai décidé de contacter l'Association québécoise pour le droit de mourir dans la dignité (AQDMD). Je me disais que cela devrait me donner la chance d'entrer en contact avec plusieurs personnes intimement liées au domaine de l'AMM et de repartir ainsi sur une meilleure piste. C'était en fait, j'en avais bien peur, la dernière possibilité qui s'offrait à nous, le dernier espoir de trouver le psychiatre ou la psychiatre qui consentirait à collaborer au projet d'Eduardo. Mais cela ne s'est pas avéré chose facile.

J'ai téléphoné à un premier médecin, le Dr Jean-François Daigle. J'étais très nerveuse avant de signaler son numéro, mais dès que je l'ai entendu à l'autre bout de la ligne et que j'ai commencé à parler, j'ai eu l'agréable sensation de m'entretenir avec un collègue de longue date. Le Dr Daigle m'a consacré beaucoup de temps et m'a écoutée lui expliquer la situation d'Eduardo et ce qu'il vivait depuis sa réanimation. Je lui ai dit :

« En réalité, Eduardo agonise depuis qu'on l'a réanimé, il est en fin de vie depuis le 20 novembre 2002, jour de son arrêt cardiaque. Le cours naturel des choses? Pour lui, c'était de mourir à l'âge de six ans, pas de passer le reste de ses jours dans un état de dépendance totale. On ne peut pas lui avoir fait ça et maintenant lui refuser la délivrance qu'il demande. Il a le droit de reprendre sa mort, lui qui n'a plus de vie depuis presque seize ans. »

Le Dr Daigle comprenait. Il comprenait très bien, mais la loi telle qu'elle était conçue ne permettrait jamais, m'a-t-il répondu, qu'Eduardo bénéficie de l'AMM. Le tout petit espoir que je nourrissais secrètement au fond de moi venait de s'envoler. Pouvait-il me référer à un ou une psychiatre qui accepterait d'évaluer Eduardo? Non, il ne connaissait personne mais il s'est entretenu avec moi ouvertement, en partageant son expérience et son point de vue et en me fournissant beaucoup d'information.

Suivant le conseil du Dr. Daigle, j'ai communiqué avec un bureau d'avocats où on pouvait peut-être m'indiquer des ressources en psychiatrie. L'avocat qui s'est occupé de moi, Me André Payot, a traité ma demande avec professionnalisme. Il m'a fait préciser des choses et m'en a précisé beaucoup d'autres, prenant le soin de m'expliquer clairement l'état des lieux au Québec en ce qui concerne l'AMM, me citant l'article 15 du Code civil (qui a trait au consentement substitué en cas d'inaptitude) et me soulignant que la personne auprès de laquelle j'étais personnellement impliquée avait toujours l'option d'entreprendre une grève de la faim et de la soif pour devenir admissible à l'AMM. Ajouter cette torture à toutes les autres qu'Eduardo endurait depuis des années? Non, merci. Me Payot s'est donc mis au travail. Il s'est montré efficace et rapide. Mais il n'était ni magicien ni génie de lampe merveilleuse, seulement avocat. Le seul psychiatre qu'il a pu dénicher acceptait la tâche qu'on lui proposait à la condition que tout se fasse avec le soutien du bureau d'avocats et selon une méthodologie précise. Cela signifiait réviser au complet le dossier médical d'Eduardo (qui se trouvait en Espagne) et lui faire passer des tests standardisés. Un rapport ne serait présenté que si l'évaluation s'avérait positive, c'est-à-dire si le psychiatre considérait Eduardo apte à consentir. Les coûts de la démarche allaient facilement monter jusqu'à 3000 $, et ce, sans compter nos déplacements entre Québec et Montréal. C'était décourageant.

Pourtant, je ne lâchais pas. Un jour, après plusieurs tentatives, j'ai trouvé les coordonnées d'une médecin qui pouvait certainement m'aider dans ma recherche. Elle avait donné une conférence au sujet de l'aptitude et du consentement aux soins, et j'espérais qu'avec toute son expérience elle saurait m'orienter. Dans sa réponse à mon courriel, elle s'excusait de ne pas pouvoir me fournir le nom d'un psychiatre, mais elle me confirmait qu'une personne sous curatelle peut donner elle-même le consentement à un soin, incluant l'AMM, et elle m'affirmait que : « Un psychiatre consciencieux devrait faire l'évaluation sans préjuger sur sa condition et sur la demande de soin. » Soulagement? Pas vraiment, puisqu'aucun psychiatre ne se pointait à l'horizon.

J'ai alors contacté un autre médecin, le Dr Pierre Viens. C'était la deuxième fois que je l'appelais. Je voulais confirmer des choses et puis lui demander précisément s'il ne connaissait pas, lui, un bon psychiatre, quelqu'un de compréhensif et d'ouvert à l'AMM. Avec beaucoup de franchise, il m'a dit que souvent, l'intervention d'un psychiatre dans le tableau ne fait que compliquer les choses et qu'il faut d'abord s'assurer qu'elle est absolument nécessaire. Je l'ai cru sur parole, mais cela ne m'avançait pas.

De tant chercher et ne pas trouver, j'ai commencé à m'essouffler et à ressentir soudain très profondément l'angoisse qui, depuis des mois, s'était infiltrée dans notre quotidien. Je ne voulais surtout pas inquiéter Eduardo avec tous les revers que j'essuyais, mais j'étais incapable de lui mentir. Et un jour est arrivé où il m'a fallu faire le point sur la question du psychiatre :

— Tu sais, Eduardo, ce n'est pas facile de trouver un psychiatre qui veuille bien t'aider dans ta démarche. Il faut que tu pries pour que j'en trouve un.

— Qu'est-ce que tu penses que je fais dans mon bain? s'empresse-t-il de me répondre.

— Parfait alors… mais… tu t'imagines ce qui va se passer si dans un an je n'ai pas trouvé de psychiatre?

Il me fait des gestes que je comprends, mais j'insiste pour qu'il verbalise sa réponse :

— Tu devras me tuer et après ça te suicider, réplique-t-il avec une sérénité désarmante.

— Ah oui?! Et comment veux-tu que je te tue?

— Facile, tu achètes du Fentanyl sur le marché noir.

— Bon… je vois que tu es décidé à t'en aller, mais ça, c'est une option très violente et très dangereuse.

Il était d'accord avec moi. Je n'ai pas tenu à explorer l'horrible possibilité qu'il venait d'évoquer (et dont nous avions déjà parlé), et j'ai continué la conversation :

— Quand tu vas rencontrer le psychiatre, il va devoir s'assurer que tu n'es pas déprimé. Toi, tu n'es pas déprimé, n'est-ce pas?

— Non, mais je vais le devenir si on ne me donne pas l'aide médicale à mourir, me répond-il avec fermeté.

— OK. Il y a autre chose aussi… il se peut que le psychiatre pense que c'est ta mère qui t'a mis cette idée de suicide assisté dans la tête. Qu'est-ce que tu lui répondrais?

— C'est moi qui décide et seulement moi! me rétorque-t-il avec un aplomb imposant.

Voilà qui était clair.

Oui, pour Eduardo tout était très clair. Mais moi, j'étais plongée depuis des mois dans une obscurité qui me semblait impénétrable, qui s'intensifiait avec le temps et qui m'opprimait chaque jour un peu plus. J'étais presque découragée.

Et puis, une lueur d'espoir est venue rompre cette noirceur qui me tourmentait. À la fin d'une belle journée aux couleurs d'automne, j'ai eu l'immense plaisir d'avoir une longue conversation téléphonique avec celui qui deviendrait un allié important dans le projet d'Eduardo, le Dr Georges L'Espérance, président de l'AQDMD. À partir de ce moment-là, l'anonymat dans lequel je maintenais Eduardo est tombé, car le Dr L'Espérance ne voulait pas se limiter à parler de « la personne que j'épaule ». Mes craintes se sont alors dissipées, et je lui ai avoué que j'étais la curatrice d'Eduardo et aussi sa mère. Je lui ai tout expliqué et j'ai répondu à ses questions. Il prenait des notes. J'ai senti tout de suite que, cette fois, j'avais frappé à la bonne porte. Oui, il allait faire une recherche de psychiatres de son côté et me revenir plus tard avec ses résultats. Quand il m'a dit qu'il allait aussi venir à la maison pour connaître Eduardo et constater lui-même sa situation, je ne pouvais pas contenir ma joie! J'ai bien failli en pleurer tellement l'émotion était grande.

C'est grâce au Dr L'Espérance que le chemin s'est ouvert devant nous. Il m'a fait remarquer que l'association Exit n'avait peut-être pas les mêmes exigences que Dignitas et que ça valait la peine de tâter le terrain. Je savais déjà, et je le lui ai dit, qu'Exit n'offrait ses services qu'aux citoyens suisses, qu'il n'y avait que Dignitas qui acceptait des personnes provenant d'autres pays. Mais je me trompais. En retournant sur le web, j'ai bel et bien vérifié qu'il existait une autre organisation qui acceptait également des étrangers : Growing Path.

Fondée à Bâle, il y a environ dix ans, Growing Path s'engage fortement pour le respect de la dignité humaine, pour le droit à l'autodétermination et pour la légalisation de la mort volontaire accompagnée dans tous les pays. Parmi les priorités de Growing Path se trouvent le maintien et l'amélioration de la qualité de vie, ainsi que la prévention du suicide, bien que son objectif principal demeure l'autodétermination du patient, surtout à la fin de sa vie. Les critères d'admissibilité au suicide assisté et les coûts sont les mêmes que ceux de Dignitas.

En moins d'une semaine s'est produit tout un revirement. J'ai rappelé le Dr L'Espérance pour lui annoncer la nouvelle : il n'avait plus à chercher de psychiatre. J'avais contacté Growing Path par courriel et la présidente, la Dre Gisela Kosch, m'avait confirmé qu'il n'était pas obligatoire que la capacité de discernement soit évaluée par un psychiatre. Merveilleux, n'est-ce pas? Maintenant, c'était pour confirmer la capacité de discernement d'Eduardo que nous avions besoin de lui.

Je lui ai répété qu'Eduardo était décidé. J'ai voulu aussi qu'il sache ce qu'Eduardo m'avait clairement affirmé : « Y'a rien dans ma vie qui mérite de rester dans ce monde. » Sa décision était prise depuis la fin février 2018 et se maintenait ferme dans le temps. Le Dr L'Espérance a accepté de bon cœur la tâche délicate que je venais de lui confier, et nous avons fixé la date de la première rencontre.

Je me sentais infiniment réconfortée. Sur notre route solitaire, nous avions trouvé un ami. Cela faisait chaud au cœur.

Dialogue C

J'étais tellement soulagée… Après des mois passés à chercher en vain un psychiatre compréhensif
et empathique, je voyais enfin une ouverture, la
possibilité réelle pour mon fils de traverser les
étapes qui mèneraient à la réalisation de son projet.
Quand j'ai informé Eduardo de mon avancée, il a
vite compris qu'un gros obstacle venait d'être éli-
miné. Il n'a pas dit grand-chose, mais l'expression
que j'ai observée sur son visage en disait long. Il
était très satisfait. Tous les deux, nous nous sentions
apaisés par la tournure des évènements, et soudain
l'air que nous respirions est devenu plus léger. J'en
ai profité pour reprendre nos échanges et je lui ai
demandé :

— Peux-tu me parler de ta souffrance?

Il est demeuré silencieux pendant un long
moment. Je me suis rendu compte que je n'avais
pas posé la bonne question. J'ai donc recommencé :

— Sur une échelle de 1 à 10, où 1 veut dire pas
du tout de souffrance et 10 veut dire beaucoup,

beaucoup de souffrance, où est-ce que tu situerais ta souffrance?

— Neuf.

— Neuf? Ça veut dire que tu souffres beaucoup.

— Oui.

— Pourquoi 9 et pas 10?

— Parce que y'a des moments où je ris.

C'était vrai. Je l'entendais encore rire aux éclats presque tous les jours, quand il regardait des dessins animés ou des programmes humoristiques.

— Mais pourquoi tu souffres?

— Je souffre physiquement, intellectuellement et émotionnellement, me déclare-t-il, sombre et sérieux à la fois.

— Physiquement, pourquoi?

— Parce que je suis toujours assis dans une chaise. Mon corps m'obéit pas. Et j'ai beaucoup de myoclonies.

— Et intellectuellement?

— Je peux pas lire, étudier, travailler…

— Et pourquoi tu souffres émotionnellement?

— J'ai pas de blonde et j'ai pas d'amis.

— Je comprends très bien que tu souffres énormément, Eduardo. Tu sais, ça me fait mal de te voir souffrir. Ce serait quoi le mieux qui puisse t'arriver?

— Un autre arrêt cardiaque.

Et cette fois, sans réanimation, s'il vous plaît!

— Alors, tu n'as pas d'espoir pour l'avenir?

— Est-ce que tu vois de la lumière dans mes yeux? me réplique-t-il, le visage crispé.

Non, je n'en voyais pas.

Ce court tête-à-tête imposé par les circonstances avait permis à Eduardo de verbaliser sa douleur de vivre. J'étais impressionnée par la façon dont il était capable d'exprimer sa souffrance. Je savais à quel point il lui était difficile d'articuler les mots et d'enchaîner les phrases avec un tant soit peu de fluidité. Malgré mes efforts pour demeurer sereine devant lui, je sentais en moi d'une manière tout à fait particulière la blessure que nous portions tous les deux depuis tant d'années. Mais, en même temps, j'étais heureuse de l'entendre parler une fois de plus avec cette lucidité bien à lui, et j'espérais qu'il démontrerait autant d'éloquence lors de ses rencontres avec les médecins.

La préparation du dossier

À partir du moment où je suis entrée en contact avec la Dre Kosch, tout est allé très vite.

Avant même de recevoir le dossier complet d'Eduardo, elle a saisi l'ampleur de la situation dans toutes ses dimensions et nous a tendu la main. Elle comprenait la grande souffrance qui ne le laissait pas vivre. Elle m'a demandé de lui envoyer un petit film qui lui permettrait de voir Eduardo pour une première fois. Bien sûr! Et puis j'ai reçu d'elle un encouragement auquel je ne m'attendais pas et qui m'a fait beaucoup de bien : « Que bonne mère vous êtes, c'est tellement difficile pour une mère d'accepter et de respecter ce vœu de son fils! » Elle me disait cela après avoir répondu à toutes mes questions avec clarté et précision. J'étais touchée. Je savais déjà sans l'ombre d'un doute qu'avec elle, nous allions faire bonne route. J'étais heureuse de pouvoir continuer à travailler de toutes mes forces pour le choix qu'Eduardo avait fait librement.

J'ai dit à la Dre Kosch qu'Eduardo aurait aimé que son suicide assisté soit le 20 novembre, la même date que son arrêt cardiaque en 2002, mais que c'était impossible en raison des disponibilités de vols avec Air Transat. Je lui ai dit aussi qu'il y avait deux choses qu'il voulait voir se réaliser avant son départ : la publication de notre livre *¿Por qué me han reanimado?* en français et en anglais et un dernier voyage en Espagne pour revoir son amie Paz. Il avait donc décidé que sa mort volontaire assistée (MVA) aurait lieu en août ou en septembre 2019.

Tout d'abord, Eduardo devait devenir membre de l'association. En date du 6 novembre 2018, il a signé, de façon rudimentaire (EDU) mais d'un geste décidé, la déclaration d'adhésion à Growing Path et le formulaire de directives anticipées, que j'avais remplis avec et pour lui. Deux jours plus tard, j'informais la Dre Kosch que nous pensions sérieusement au 5 septembre 2019 pour la MVA d'Eduardo. Le lendemain, en plus de me fournir des renseignements supplémentaires, elle me répondait qu'elle avait fait une « réservation provisoire pour le 5.9.2019 pour Eduardo ». C'était merveilleux! Le projet d'Eduardo commençait à prendre forme…

Il fallait quand même faire la demande officielle de MVA selon les exigences de Growing Path. Nous avions besoin des rapports médicaux d'Eduardo résumant ses divers séjours dans les hôpitaux d'Espagne. Où les avais-je fourrés? J'ai cherché partout dans notre appartement, j'ai fouillé et refouillé maintes et maintes fois, jusqu'à ce que je décide d'ouvrir une enveloppe portant l'inscription « Copies de tout ce que j'ai envoyé le 5 juin 2013 ». Bingo! À cette époque se déroulait une procédure judiciaire à Cordoue nous impliquant, moi et le père de mes enfants. J'avais fait parvenir à mon avocate tous les documents originaux susceptibles d'être utiles dans son argumentation devant la juge du Tribunal de la famille. Parmi les copies que je venais de découvrir se trouvaient celles des rapports médicaux d'Eduardo. Sans tarder : contact par courriel avec le bureau de mon ancienne avocate, recherche des originaux dans mon épais dossier (divorce contentieux) et envoi par la poste de ces précieux documents. Une traductrice agréée de Montréal s'est par la suite chargée de la traduction officielle qui devait accompagner les originaux. Je me suis dit qu'après avoir traduit les rapports médicaux d'Eduardo, elle aurait peut-être envie de connaître la suite de son émouvante histoire. Alors, j'en ai profité pour lui suggérer de lire notre livre. Après en avoir lu l'extrait disponible sur Amazon, elle m'a envoyé un courriel : « Votre récit est tout simplement bouleversant. L'histoire d'Eduardo, même lue à travers les rapports médicaux, arrache le cœur. » Nous étions contents qu'elle ait acheté le livre. Nous venions de toucher une autre personne.

Le dossier devait aussi contenir un rapport médical récent. Il fallait être prudent, car nous tenions à maintenir le projet d'Eduardo dans la plus stricte confidentialité. J'ai dit à notre médecin de famille que nous envisagions de retourner vivre en Europe — ce qui n'était pas complètement faux puisque j'y avais déjà songé plus d'une fois dans un passé relativement récent — et que je devais monter un dossier complet pour mon fils handicapé. L'autre difficulté, c'était que notre médecin de famille ne connaissait pas vraiment Eduardo, car il n'était à peu près jamais malade et bénéficiait, comme il se plaisait à le dire, des soins de son médecin particulier, en l'occurrence moi. Pour combler cette lacune, je lui ai fourni toute l'information nécessaire à la rédaction d'un résumé détaillé de l'histoire médicale d'Eduardo. Vraiment, c'était une grande chance de pouvoir compter sur la collaboration de notre médecin. Eduardo n'y attachait pas beaucoup d'importance — certainement parce qu'il me faisait confiance à 100 % dans la gestion de tout le processus —, mais moi, je m'en réjouissais énormément. Les médecins suisses qui liraient le rapport allaient avoir une très bonne idée de la situation globale d'Eduardo avant même de le rencontrer.

Le moment était venu de procéder à l'évaluation de la capacité de discernement d'Eduardo. Je tenais à ce que cela se fasse le plus rapidement possible, car on ne sait jamais ce qui peut venir compliquer les choses au moment où l'on s'y attend le moins. Comme personne n'est à l'abri d'un accident ou d'un AVC... Heureusement, tout s'est déroulé sans la moindre anicroche. Le Dr L'Espérance a pu s'organiser facilement, disait-il, pour venir chez nous, à Québec, lors de ses fréquents déplacements entre Montréal et le Bas-Saint-Laurent. Assisté par sa compagne, médecin elle aussi mais retraitée, il a fait l'évaluation d'Eduardo en deux temps, c'est-à-dire en deux rencontres formelles assez longues pendant lesquelles il a apprécié en profondeur l'état et les circonstances de vie d'Eduardo, ainsi que la perception non ambiguë qu'il avait de sa propre existence.

Le Dr L'Espérance n'y est pas allé par quatre chemins. Tout de suite après les salutations d'usage, il s'est adressé à Eduardo plus ou moins en ces termes : « Ta mère m'a dit que tu as décidé d'aller en Suisse pour avoir un suicide assisté. Est-ce que tu peux me dire pourquoi? » La réponse ne s'est pas fait attendre : « Parce que mon âme souffre. » Mais le Dr L'Espérance n'a pas du tout compris, parce qu'Eduardo présentait de grandes difficultés d'élocution et d'articulation. Il fallait être habitué à sa façon de parler pour le comprendre. Alors Eduardo a répété « Parce que je souffre », et moi aussi, j'ai répété après lui pour m'assurer que le message avait été bien reçu. Je pense que le Dr L'Espérance ne s'attendait pas à une réponse comme celle-là. Moi, je regardais mon fils et je le voyais égal à lui-même : succinct et substantiel.

Le Dr L'Espérance a d'emblée constaté la quadriparésie spastique qui limitait tout le corps d'Eduardo. Et puis, au fil de son exploration, il a aussi observé qu'il manquait totalement d'équilibre, qu'il ne contrôlait bien aucun de ses mouvements, qu'il avait des réflexes anormaux, que chacun de ses gestes se voyait frustré par toutes sortes d'altérations neurologiques (dystonie, dysmétrie, athétose et myoclonies) et qu'il ne pouvait réaliser aucune activité de la vie quotidienne ou domestique. Bref, qu'il était complètement dépendant d'autrui. Oui, il a bien constaté toutes les terribles séquelles qui contraignaient le corps d'Eduardo à l'invalidité permanente et définitive.

Le Dr L'Espérance a bien remarqué la capacité d'Eduardo de réfléchir et d'exprimer sa pensée. Il s'est rendu compte que, malgré les dommages survenus dans son cerveau, Eduardo comprenait parfaitement sa situation et son état neurologique. Eduardo a dit au Dr L'Espérance qu'il souffrait parce qu'il était dans une chaise roulante, sans pouvoir rien faire par lui-même. Il lui a dit qu'il ne voulait pas continuer de vivre comme ça et que c'était pour cesser de souffrir qu'il voulait mourir. Et il a ajouté spontanément qu'il était en maudit contre les médecins pour ce qu'ils lui avaient fait (l'avoir réanimé), parce qu'il pourrait être au Ciel. Alors il lui a parlé de notre livre, sur le point d'être publié en version française, qui racontait son histoire.

Pour le Dr L'Espérance, la capacité de discernement d'Eduardo ne faisait aucun doute, et ce, dès les premiers instants passés avec lui. Dans son remarquable rapport, qui englobait les notions de consentement éclairé et d'aptitude à consentir en relation avec l'AMM au Québec et au Canada, il concluait qu'Eduardo, bien que sous régime de protection, avait le droit le plus absolu à son auto-détermination. Il mentionnait également de nombreuses observations qui démontraient la capacité d'Eduardo de poser les bonnes questions et de prendre une décision éclairée et réfléchie sur son avenir. J'ai lu le rapport du Dr L'Espérance avec le cœur empreint d'une profonde émotion. Ce document était d'une valeur inestimable pour le projet d'Eduardo. J'étais heureuse pour mon fils.

À la fin du mois de novembre 2018, la demande de MVA d'Eduardo a été reçue par Peaceful Bridge, la fondation associée à Growing Path qui s'occupe des demandes faites par les membres pour obtenir une mort volontaire assistée. Bien entendu, il n'y avait pas de garantie absolue. « Je ne peux jamais vous donner 100 % sécurité qu'il sera accepté. Il doit avoir les visites médicaux en Suisse, avant on peut seulement être sure 99 % » m'a répondu la Dre Kosch, que j'appelais maintenant par son petit nom, Gisela, comme si elle était une amie — ce qu'elle était d'ores et déjà devenue! Afin de compléter le dossier d'Eduardo, nous devions envoyer, dans les six mois précédant la date fixée pour sa MVA, les copies numérisées de certains documents légaux exigés par las autorités suisses : le certificat de naissance, le passeport, une preuve de domicile, une déclaration assermentée de célibat et le rapport confirmant la capacité de discernement.

J'ai préparé notre voyage en Suisse en deux temps trois mouvements, à la vitesse de l'éclair même! Il fallait réserver avant qu'il ne reste plus de places ni dans les avions ni dans les hôtels! Pour notre dernier vol ensemble, j'ai acheté des billets en classe Club. C'est avec beaucoup de plaisir que nous avons consulté le menu offert par le chef Daniel Vézina chez Air Transat. Sûr de lui, Eduardo a choisi comme met principal la lasagne au confit de canard. À en juger par l'expression qui illuminait son visage, on aurait dit qu'il s'en régalait déjà. Comme je ne connaissais pas l'hôtel où nous allions loger, j'ai préféré appeler avant de réserver notre chambre afin de m'assurer de l'accès pour les personnes à mobilité réduite. Je voulais aussi être certaine de pouvoir manœuvrer avec Eduardo dans la salle de bains sans trop de difficulté. Avec le plan que l'hôtel m'a fourni, j'ai pu vérifier qu'il y avait assez d'espace et que la distribution baignoire-lavabo-toilette ne gênerait pas nos mouvements. Le voyage bouclé, quelle satisfaction! Le projet d'Eduardo avançait sans embûche…

Mais quelque chose continuait de me chicoter : la capacité de discernement. Le rapport du Dr L'Espérance suffisait-il? En consultant Gisela de nouveau, je me suis rendu compte que l'impression d'un deuxième médecin contribuerait grandement à la solidité du dossier d'Eduardo. Je me suis tournée sans tarder vers le Dr Viens et je l'ai appelé une troisième fois. Il aurait été vraiment désolé, m'a-t-il dit, si je lui avais demandé de soutenir Eduardo dans une démarche d'AMM ici au Québec. En effet, il se serait vu obligé de refuser, car il aurait été absurde de participer à une entreprise qui n'avait aucune possibilité de succès. Mais puisqu'il s'agissait de collaborer à un projet bien mûri qui se réaliserait en Suisse, le Dr Viens a offert son aide sans hésiter le moindrement.

Eduardo n'est peut-être pas en fin de vie pour la société, m'a-t-il souligné, mais j'ai l'impression qu'il se considère, lui, comme tel et c'est cela qui importe. Il avait probablement raison. Je lui ai alors fait part de ce qu'Eduardo disait souvent, que sa vie s'était terminée quand il avait six ans et qu'avec la réanimation, c'était son enfer qui avait commencé. Je lui ai même répété mot pour mot ce qu'Eduardo, quelques jours plus tôt, m'avait encore dit : « Je suis un fossile vivant, je suis mort mais on m'a forcé à rester. »

Avant la venue du Dr Viens à la maison, j'ai sondé auprès d'Eduardo une option dont il m'avait parlé, celle du jeûne complet volontaire. J'avais ma propre opinion sur le sujet, mais je tenais à ce qu'Eduardo s'exprime librement. Je lui ai répété ce que le Dr Viens m'avait expliqué : qu'une façon de devenir admissible à l'AMM, c'était d'arrêter de manger et de boire (ce qui est considéré comme un refus de traitement) jusqu'à ce qu'on se retrouve dans une situation de fin de vie. Devant une telle éventualité, Eduardo n'a prononcé qu'un seul mot : horrible. Cela n'était donc pas un scénario à envisager. Une chance!

Le Dr Viens a admirablement cerné la situation d'Eduardo et a produit un rapport qui venait appuyer et compléter à merveille celui du Dr L'Espérance. La lecture de notre livre, qu'il m'a dit avoir dévoré, lui a été capitale pour comprendre son cheminement et l'état d'esprit qui devait être le sien. Il a dit d'Eduardo qu'il était très présent cognitivement, et il a remarqué l'intérêt actif qu'il manifestait à son entourage. Il a constaté que malgré les problèmes de communication (dysarthrie), il pouvait construire un argumentaire, en discuter et défendre — parfois énergiquement — ses idées. Il a également senti chez Eduardo la frustration et la colère engendrées par l'impossibilité d'envisager des relations sociales significatives, si minimes soient-elles. Son rêve le plus cher, marcher, était inaccessible et son autre rêve, celui d'avoir une compagne, ne se réaliserait jamais. Son état était irréversible et il le savait. Il a dit au Dr Viens, en parlant du suicide assisté, que « c'est ça qui va m'emmener au Ciel ». Et puis, de façon théâtrale, il a mimé le processus de sa mort volontaire assistée.

Quand le Dr Viens a demandé à Eduardo s'il comprenait les risques associés au suicide assisté, Eduardo s'est mis à rire en toute tranquillité et a répondu : « Je n'ai pas peur. » Il l'a aussi placé devant la possibilité d'un dénouement positif dans l'affaire concernant les lois sur l'AMM, ce qui pourrait le rendre admissible ici, au Canada, et nous éviter un voyage coûteux en Suisse. Eduardo lui a fait savoir sans détour qu'il ne voulait pas attendre, que ça devait se passer en 2019.

Le Dr Viens a bien vu qu'Eduardo était parfaitement conscient de ce qui se passait autour de lui et de la vie pleine de sens et de choses intéressantes dont jouissaient les autres jeunes de son âge. Il a vu qu'il était capable de réfléchir par lui-même et qu'il avait pris une décision sans appel fondée sur sa propre réalité. Eduardo savait que si le suicide assisté ne pouvait lui être prodigué, il devrait continuer de souffrir comme il l'avait fait pendant les seize années précédentes. Et ça, c'était hors de question pour Eduardo.

Conclusion : deux médecins d'expérience déclaraient qu'Eduardo était pleinement apte à décider dans le cadre de sa demande de suicide assisté. Je ne pouvais demander mieux. Tous mes efforts de recherche avaient finalement porté fruit. Le processus de libération d'Eduardo se poursuivait petit à petit… Et aussi étrange que cela puisse paraître, je me réjouissais de la mort de plus en plus prochaine de mon fils. N'était-ce pas là la délivrance qu'il souhaitait?

Il ne me restait plus qu'à fournir à Peaceful Bridge les documents légaux manquants au moment opportun et à m'acquitter du paiement de la MVA environ deux semaines avant notre départ pour la Suisse. J'ai remercié cent fois le Ciel de m'être mariée en communauté de biens. Grâce à la vente de la maison que nous habitions en Espagne, dont j'étais propriétaire à 50 %, j'ai pu financer moi-même le projet d'Eduardo.

Dialogue D

C'était souvent pendant ou après le souper que nous engagions nos vraies conversations, que nous prenions le temps de nous expliquer l'un à l'autre. Un soir, il m'a dit à brûle-pourpoint :

— La vie vaut la peine d'être vécue et c'est mieux de ne pas avoir à s'enlever la vie. Mais il y a des situations où c'est ça qu'il faut faire.

— Quel genre de situations?

— Des situations comme la mienne.

Je le comprenais tellement... Mais je n'ai rien dit. Je suis demeurée silencieuse. Il a alors déclaré sur un ton tranchant :

— Moi, je remarche ou bien je m'en vais. Comme c'est pas possible de reprendre ma vie d'avant, je choisis de partir.

Plus clair que cela, impossible. J'ai tenu à lui souligner que son suicide assisté aurait des conséquences pour les personnes autour de lui. Sa réponse est partie comme une flèche :

— Qu'elles s'en aillent manger de la merde! C'est moi qui décide, ma vie m'appartient!

— Mais tu te rends compte que tu vas me laisser seule, m'abandonner dans ce monde?

— Oui.

— Et ça ne te dérange pas?

— Non, réplique-t-il avec conviction, je te l'ai déjà dit, seulement une personne pourrait faire en sorte que je reste.

Oui, je le savais. Pour Paz il resterait ici, mais à la condition, bien entendu, de pouvoir marcher.

Nous avons continué de parler de son processus de libération. Il a alors lui-même mis sur le tapis l'annonce de son départ à son père, me soulignant que je devais le faire seulement une fois que tout serait terminé. Il voulait être certain que personne n'interfère dans son projet. Je l'ai rassuré en lui disant :

— Ne t'en fais pas, Eduardo, le moment venu, je vais me charger de lui expliquer ton point de vue.

— On m'a déjà gâché mon départ une fois, on ne me le gâchera pas une autre fois, a-t-il ajouté avec beaucoup d'émoi dans la voix.

Cher Eduardo, il aurait tellement aimé vivre sa vie... Au cours des derniers mois qui ont précédé son départ, il a exprimé de nombreuses fois, toujours avec cette véhémence qui le caractérisait, que la vie qu'il vivait n'était pas la sienne, que sa vie à lui s'était terminée quand il avait six ans, qu'on lui avait volé sa vie et sa mort aussi.

La lettre à Peaceful Bridge

Lors de chacune de nos conversations, je transcrivais fidèlement tout ce qu'Eduardo me disait. J'ai griffonné de nombreux brouillons et je les ai corrigés de multiples fois selon les indications de l'auteur. Au bout d'un certain temps, Eduardo en est venu, toujours avec mon aide, à écrire sa demande officielle à Peaceful Bridge. En voici le contenu :

« Je suis Eduardo García Beaudoin. Je veux avoir l'aide médicale à mourir. Je demande à Peaceful Bridge de m'aider à m'en aller avec une mort volontaire assistée.

Je suis écœuré de la vie que j'ai. J'aimerais être né il y a très longtemps, quand la réanimation cardiopulmonaire n'existait pas. De cette façon, on ne m'aurait pas réanimé quand j'ai fait mon arrêt cardiaque le 20 novembre 2002. Je pourrais être au ciel et je n'aurais pas à vivre un calvaire chaque jour. Je me couche le soir et j'aimerais ne jamais me réveiller.

Je n'ai pas de maladie. Je suis handicapé à cause de la réanimation. Je suis en chaise roulante. Mon corps ne m'écoute pas. Je manque d'équilibre. Je ne contrôle pas bien mes mouvements et j'ai beaucoup de myoclonies.

Je ne peux rien faire seul. C'est ma mère qui m'habille et me déshabille; c'est ma mère qui me brosse les dents et me rase; c'est ma mère qui m'aide pour faire mes besoins, c'est même elle qui m'essuie les fesses; c'est ma mère qui me lave; c'est ma mère qui m'aide quand je mange; c'est aussi elle qui m'aide à faire mes transferts; c'est ma mère qui m'accompagne pour le conditionnement physique; c'est ma mère qui manie la manette de la télévision pour moi; et c'est aussi ma mère qui me fait la lecture, etc. La vie avec ma mère, c'est nul; mais c'est mieux que d'être dans une résidence. Moi, je ne veux pas aller pourrir dans un de ces endroits-là.

Je n'en peux plus de cette vie-là de merde. Je me réveille le matin et je voudrais continuer à dormir. Je tue le temps en faisant de l'ordinateur. Des fois, je joue à des jeux; des fois, je regarde des dessins animés ou des sketchs d'humour; des fois, j'écoute de la musique. Je fais du conditionnement physique 2-3 fois par semaine avec l'aide de ma mère. Le soir je regarde la télévision avec ma mère. Ça arrive que je sorte faire une promenade en fauteuil motorisé avec ma mère, mais c'est plutôt frustrant parce que ça roule vraiment pas vite.

Ma vie, c'est pas une vie; c'est un calvaire. Ce que je voudrais, c'est marcher. Je voudrais tout faire par moi-même et à mon goût. Je voudrais cesser d'être handicapé. Je voudrais avoir une petite amie, sortir avec des amis, jouer au football, faire de la bicyclette, faire des excursions en forêt, lire et écrire, apprendre des choses, travailler, jouer du piano, faire de l'escalade, conduire une voiture. Je voudrais être libre. Je voudrais pisser comme un homme, manger tout seul, m'étendre sur un sofa et faire du zapping à mon goût, niaiser à ma façon, aller où je veux quand je veux. Je voudrais être avec ma petite amie pour la protéger et faire tout ce que je peux pour elle. Je voudrais vivre une vraie vie. Mais c'est pas possible. Ça sera jamais possible. Je ne pourrai jamais rien faire de tout ça.

J'avais une mission : c'était essayer de remarcher et reprendre la vie que j'avais avant. J'ai fait tout ce que j'ai pu pour ça, mais ça n'a pas marché. Je suis toujours en chaise roulante. Je n'ai pas d'autonomie. Je n'ai pas de liberté. Je n'ai pas d'indépendance. Et je suis écœuré de vivre comme ça. Rester ici, ça veut dire continuer de vivre un enfer, ça veut dire continuer de souffrir... souffrir physiquement, souffrir intellectuellement et souffrir émotionnellement. Le mieux qui pourrait m'arriver, c'est un autre arrêt cardiaque.

Je veux mourir parce que je n'en peux plus avec la chaise roulante. Je veux mourir parce que ma vie n'a pas de sens. Je veux mourir parce que je ne peux rien faire. Je ne peux pas être moi-même. L'avenir pour moi, c'est de continuer avec le même calvaire que j'endure depuis des années (16 ans). J'en ai assez. Je ne sais pas c'est quoi vivre dans la dignité, mais j'aimerais mourir dans la dignité.

Si je pars avec une mort volontaire assistée, je m'en vais au ciel. Ça veut dire que je me libère de mon handicap, ça veut dire que je cesse de souffrir.

C'est ça que je veux. J'ai besoin que Peaceful Bridge m'aide à mourir. »

La notice autobiographique

Nous avons pris le temps de penser à la vie qui s'était écoulée. Nous avons voyagé dans le passé et dans le présent, nous avons revisité beaucoup de moments déchirants; et puis, les évènements les plus importants qui avaient marqué la vie d'Eduardo et qu'il tenait à relater se sont étalés naturellement sur le papier. Voici la notice autobiographique qu'Eduardo a présentée à Peaceful Bridge :

« Je m'appelle Eduardo García Beaudoin. J'ai 22 ans. Je suis né le 6 août 1996 à Cordoue, en Espagne. Mon père est espagnol et ma mère est québécoise. J'étais un garçon énergétique et dynamique. J'avais commencé à faire du judo et j'adorais jouer au football. En été, je passais des heures dans la piscine. J'aimais aller à l'école et j'avais mon groupe d'amis. Il y avait une fille dans ma classe que j'aimais beaucoup: Paz. Je l'aime toujours.

Le 20 novembre 2002, j'ai fait un arrêt cardiaque à l'école. On m'a réanimé et on m'a emmené à l'hôpital. Au bout de deux semaines, je suis sorti des Soins Intensifs en état végétatif. C'était fini. J'avais tout perdu. J'étais foutu. C'est ma mère qui m'a aidé à sortir de là. Avec elle j'ai travaillé pendant des années. Je suis passé par toutes sortes de traitements: physiothérapie, orthophonie, stimulation multi-sensorielle, ostéopathie, équithérapie, hydrothérapie, fibrotomies percutanées, traitement au Botox, chirurgie, tricycle adapté, marche thérapeutique avec marchette adaptée, etc. J'ai récupéré des choses, mais je suis toujours dans une situation de merde: je suis dans une chaise roulante, mon corps ne m'écoute pas, je n'ai pas de liberté, je n'ai pas d'autonomie.

Mes parents ont divorcé trois ans après mon arrêt cardiaque. Ma mère voulait rester en Espagne, mais mon père ne nous laissait pas vivre. Alors nous sommes partis au Canada. C'était en août 2008. Mon frère aîné a choisi de rester en Espagne, mais il est venu lui aussi au Canada deux ans plus tard.

Au début, on vivait chez ma grand-mère. Quand elle a vendu sa maison, ma mère et moi, on a déménagé dans un appartement. Mon frère est allé vivre avec sa chienne dans un autre appartement. Je le vois seulement quelques fois par année. De toutes façons, il ne se préoccupe pas de moi. Mon père m'envoie un livre à ma fête, mais je n'ai pas de contact avec lui depuis 2015.

Je n'ai pas d'amis. Personne communique avec moi. J'ai ma mère. Et j'ai une tante qui m'accepte et qui me comprend. Elle s'appelle Martine et elle vit avec son frère Jean, qui a un syndrome de Down. Je vais chez eux, dans la campagne, deux fois par mois. C'est là que ma chienne Luna vit, parce que les chiens sont interdits dans notre appartement. Je m'ennuie d'elle tous les jours.

Ici, à Québec, j'ai passé cinq années dans une école spécialisée, mais je n'aimais pas ça. Rien ne m'intéressait. Tout était décidé et contrôlé par les autres. J'avais l'impression d'être « en prison ». J'étais content de pouvoir quitter l'école quand j'ai eu 16 ans. Depuis ce temps-là, c'est moi qui organise mes journées. Je fais de l'ordinateur : musique, jeux, dessins animés, documentaires, sketchs humoristiques, vidéoclips et Facebook. J'écoute souvent de la musique. Ça m'aide quand je sens que je vais exploser. Je passe le temps. Tout ce que je fais, c'est ça : passer le temps.

Ça fait sept ans que je m'entraîne 2-3 fois par semaine au PEPS (pavillon des sports) de l'Université Laval. J'espérais pouvoir remarcher un jour. C'est pour ça que j'ai fait du conditionnement physique pendant des années. J'ai vraiment cru qu'en faisant beaucoup d'efforts pendant assez longtemps, je réussirais à changer ma situation. Aujourd'hui, je sais que rien va changer. Je suis devant un mur infranchissable. Si je continue de m'entraîner, c'est parce que je veux garder ma force.

En 2015, j'ai demandé à ma mère d'écrire mon histoire. C'est important que tout le monde sache ce qui m'est arrivé. Je ne comprends pas pourquoi on m'a réanimé. En faisant ça, on m'a mis en enfer pour le reste de mes jours. Ma vie, c'est pas une vie, c'est un calvaire. J'espère que mon histoire va ouvrir les yeux à beaucoup de gens et surtout aux médecins. Le livre, ma mère l'a écrit en espagnol; et bientôt on va pouvoir l'avoir en français et en anglais sur Amazon. J'espère que beaucoup de monde va le lire et commencer à réfléchir sur la réanimation. J'espère vraiment être entendu.

Mais de toutes façons, ça ne changera pas ce que je vis. Pour moi, il n'y a pas d'espoir. Je vais continuer de souffrir dans mon corps et dans mon âme. Je vais continuer d'endurer le même calvaire chaque jour. Je vais continuer d'être seul. Je vais continuer d'être emprisonné dans ma maudite chaise roulante, sans pouvoir rien faire par moi-même. Ça n'a pas de sens pour moi de continuer comme ça. Ça n'a pas de sens de rester dans un monde où je ne peux pas vivre dans la dignité et dans la liberté. Si je ne marche pas, la vie n'a pas de sens.

Avec ma mère, je vais faire un dernier voyage en Espagne en mai 2019. Je veux revoir mon pays natal et Paz. Après ça, je serai prêt à partir.

À part ma mère, il y a deux autres personnes qui savent ce que je vais faire : ma tante Martine (celle chez qui demeure ma chienne Luna) et une cousine de ma mère. Toutes les deux comprennent que je souffre beaucoup et que je veux en finir. À mon frère, je vais le dire au dernier moment.

Je vais faire le voyage à Bâle avec ma mère et peut-être aussi avec ma tante Martine, mais c'est pas certain qu'elle va pouvoir venir.

La vie vaut la peine d'être vécue, et c'est mieux de ne pas avoir à s'enlever la vie. Mais il y a des situations où c'est ça qu'il faut faire. Moi, ce que je vis est insupportable; alors je suis heureux de pouvoir enfin m'en aller au ciel. »

Les derniers temps

Nous sommes revenus d'Espagne le 21 mai 2019, en début de soirée, fatigués mais comblés. Nous venions de passer deux semaines à Cordoue, la ville natale d'Eduardo, et nous étions profondément heureux de ce périple inoubliable. Le climat nous avait choyés avec son soleil printanier qui nous caressait la peau sans la brûler et l'agréable fraîcheur de ses soirées, et, chaque jour, nous n'avions pas manqué de nous payer la traite en dégustant les savoureux mets de la gastronomie espagnole. Tous les deux, sans être gloutons, nous aimions beaucoup manger — c'est encore le cas — et chacune de nos escapades culinaires avait fait notre bonheur. Mais ce n'était pas là le plus important. Ce qui rendait notre séjour vraiment extraordinaire, c'était qu'Eduardo avait pu concrétiser son désir de revoir Paz. Il l'avait même revue plus d'une fois.

Paz, sa dulcinée. Elle était plus précieuse que la prunelle de ses yeux. Elle était son joyau, sa perle rare, son fabuleux trésor. Il la gardait tendrement dans son cœur. Elle occupait tendrement toutes ses pensées…

Eduardo avait acheté un cadeau pour son amie : une double chaîne qui pouvait se porter en collier ou en bracelet, très jolie, d'une élégante simplicité, composée d'un rang de fins maillons en or et d'un autre formé d'une suite de minuscules pierres couleur turquoise. Un bijou délicat qui siérait à ravir à celle qui régnait dans son cœur. Pour accompagner son présent, il m'avait demandé de confectionner une carte spéciale en utilisant un de ses mandalas riches en couleurs, tâche que j'avais exécutée avec célérité et un enthousiasme débordant, grâce à un logiciel de manipulation d'images installé sur notre ordinateur. Inspiré par les chansons d'amour qu'il écoutait tous les jours, il avait composé pour Paz de bien tendres paroles, des paroles qui émergeaient du tréfonds de son être, de ses entrailles, de son âme, de tout ce qu'il était, des paroles qui vivaient et vibraient en lui.

Lors de l'une de leurs retrouvailles, Paz a demandé à Eduardo comment se passaient ses journées depuis qu'il était arrivé à Cordoue. Il a répondu de sa voix profonde, en la regardant intensément, que la plus belle chose de son séjour, c'était elle. Elle a fondu. Ensemble, ils ont partagé un cocktail, une liqueur, une crème glacée, un autre cocktail et un autre… Chaque rencontre était une immense joie pour Eduardo. Et pour moi. Je ne peux décrire en mots le spectacle si doux et si beau que j'ai eu le privilège d'admirer chaque fois qu'ils se sont revus. Eduardo se consacrait à contempler Paz, il plongeait sans vergogne son regard caressant en celle qu'il aimait, il l'envahissait avec ses yeux perçants encore et encore, il la buvait littéralement du regard. Je ne l'oublierai jamais.

Quand Gisela Kosch m'a appris qu'elle se rendait à Vancouver à la fin du mois de mai 2019 pour prendre part à une conférence sur l'AMM, j'ai mentionné à ma sœur Martine, en rigolant, qu'elle pourrait bien par la même occasion piquer une pointe à Québec. « Mais qu'est-ce que tu dis là? » s'est-elle écriée. Bien entendu, je n'y comptais pas vraiment; c'était beaucoup trop demander à la providence, mais rien ne m'empêchait d'imaginer ce scénario apaisant. Quelque temps plus tard, à ma grande surprise, Gisela m'envoyait un courriel m'annonçant sa venue à Québec, car elle tenait à connaître Eduardo avant notre voyage en Suisse. Quelle satisfaction! Quel réconfort! Elle allait venir ici, chez nous, pour rencontrer Eduardo, constater sa situation et s'assurer elle-même qu'il était capable de discernement. En apprenant la nouvelle, Martine, me cachant son appréhension quant à l'issue de cette visite, s'est exclamée « Wow! ». Moi, je jubilais.

La rencontre était prévue pour le samedi 25 mai, en après-midi, dès qu'ils arriveraient à Québec. Gisela était accompagnée de Lukas, son compagnon de vie. C'est autour d'un café revigorant et d'un morceau de gâteau, que j'avais cuisiné spécialement pour eux, que nous nous sommes rassemblés dans notre salle de séjour. Sans perdre de temps, Gisela a branché son ordinateur portable et s'est mise à l'œuvre. Elle avait pris place avec Lukas sur l'un des petits sofas, et Eduardo, que je venais de lui présenter, lui faisait face, assis sur sa chaise roulante, attendant, docile, que l'interrogatoire commence.

Gisela a entamé la conversation énergiquement. Elle avait un but en tête : corroborer, en tant que médecin suisse, les conclusions auxquelles étaient arrivés les deux médecins canadiens. Dès le début de l'échange, elle m'a demandé de ne pas intervenir trop vite — ce que je faisais, sans en être consciente, pour pallier les difficultés de la communication. C'était entre elle et lui que ça se passait, et j'ai compris qu'elle voulait préserver son interaction avec Eduardo de toute interférence pouvant fausser l'évaluation. Évidemment. Dans ma fébrilité, je ne m'étais pas rendu compte de mon empressement à épauler Eduardo. Je me suis donc ajustée aux circonstances, me retirant doucement au second plan, tout en demeurant attentive, prête à répéter ou à traduire les propos d'Eduardo.

Au fur et à mesure qu'elle échangeait avec Eduardo, Gisela prenait note de tout ce qu'elle récoltait. Je me rappelle avoir remarqué avec étonnement l'agilité de ses doigts qui dansaient sur le clavier et la vitesse impressionnante à laquelle le dossier affiché sur l'écran de son ordinateur se remplissait du compte-rendu de sa visite à domicile. Finalement, elle a levé la tête vers Eduardo et, satisfaite de ses observations, lui a confirmé qu'il pouvait aller en Suisse pour avoir une mort volontaire assistée. Eduardo n'était pas surpris; il était sûr de lui. De mon côté, le soulagement était grand; je commençais à respirer franchement mieux. Nous venions de franchir une étape cruciale de son processus de libération.

Le soir de cette même journée, nous avons cé-
lébré notre réjouissance et levé nos verres avec
Gisela et Lukas, que j'avais invités à partager notre
humble souper. Et le lendemain, nous nous sommes
tous réunis dans notre appartement, autour
d'Eduardo : le Dr Viens, le Dr L'Espérance et sa
partenaire, Gisela et Lukas et moi-même, bien
entendu. Pour agrémenter la rencontre, j'avais préparé des choses à grignoter, mais personne n'y a
touché. Tout le monde était bien trop occupé à discuter sur l'AMM. Moi, je n'ai pas résisté à quelques
croustilles et une coupe de vin blanc et, émue,
bouleversée et reconnaissante en même temps, j'ai
pris plaisir à regarder ce spectacle singulier : mon
fils de 22 ans, détruit par la technologie médicale,
entouré des quatre médecins qui le soutenaient
dans sa démarche pour obtenir un suicide assisté.
Sur le chemin si difficile du projet d'Eduardo, je me
sentais choyée.

Après la visite de Gisela et Lukas, il ne restait
que trois mois avant la MVA d'Eduardo. Un dernier été ensemble. Nous l'avons vécu comme nous
avions l'habitude de vivre, un jour à la fois. Nous
n'avons pas cherché à nous divertir de façon exa-
gérée ou à faire des choses extraordinaires, comme
des sorties exorbitantes, des achats capricieux ou
des repas gastronomiques dans les meilleurs restaurants de la ville — exception faite du vol Montréal-
Bâle en classe Club, ce qui n'était pas du tout
extravagant, étant donné les circonstances exceptionnelles. Nous avons vraiment continué de vivre
chaque jour en toute simplicité, fidèles à nous-

mêmes, en savourant pleinement les instants savoureux — trop peu nombreux — de notre vie démantelée. Eduardo ne m'a même pas demandé de lui préparer un drink spécial, déjà dégusté ou encore à découvrir, lui qui était pourtant amateur de cocktails.

Il n'a pas fait particulièrement chaud cet été-là, mais nous avons quand même passé plusieurs fins de semaine chez Martine et Jean, à Cap-Saint-Ignace, pour nous rafraîchir dans notre piscine champêtre. Eduardo avait aussi besoin d'être avec Luna, sa chienne adorée, de la sentir tout près de lui, de la regarder et de la caresser, de se coller contre elle dans ses étreintes saccadées mais remplies de tendresse. Luna, sans rien savoir du projet d'Eduardo, semblait comprendre ce qui se passait et s'abandonnait à ses câlins insistants avec une remarquable docilité.

Quand nous passions la fin de semaine à Québec, je faisais un spécial pour le repas du samedi soir; je donnais congé à notre cuisinière (moi) et, me régalant d'avance pour Eduardo, j'allais chercher du poulet St-Hubert. Il choisissait toujours la même chose : la cuisse rôtie aux épices ardentes typiques du Portugal avec la sauce piri-piri, précédée des bâtonnets de fromage accompagnés d'une trempette Marinara. Il adorait cela, et moi, j'étais heureuse, chaque fois, de le voir s'en lécher les doigts.

Eduardo a continué de s'entraîner au PEPS avec la même assiduité. Il n'a manqué aucune journée de la cadence qui s'était naturellement installée au fil des années. Une semaine, il y allait mardi, jeudi et samedi; et la semaine suivante, il laissait tomber le samedi, car nous nous rendions à Cap-Saint-Ignace. Et ainsi de suite jusqu'au tout dernier jour. Très souvent, c'était pendant une de ses séances de musculation ou lors du trajet en voiture qu'il me confiait ses réflexions. Un jour, à la fin d'un exercice, il m'a dit : « D'après la décision que j'ai prise, on peut déduire que j'ai toute ma tête. » Effectivement. Un peu plus tard, sur un autre appareil, il a ajouté, comme s'il s'agissait d'une sentence : « On m'a volé ma mort! » Je ne pouvais qu'acquiescer. Et peu de temps avant notre départ pour la Suisse, cette fois au beau milieu de ses efforts pour soulever le poids, il a déclaré avec justesse : « Si la vie est sacrée, qu'on cesse d'interférer avec elle. La mort aussi fait partie de la vie. »

C'est le 8 juillet 2019 que nous avons fait notre dernière promenade dans le boisé. La perspective d'une randonnée avec Eduardo en fauteuil motorisé a toujours supposé un grand stress pour moi. Cette fois-là n'a pas fait exception à la règle. J'ai installé Eduardo sur son véhicule, j'ai pris mon courage à deux mains et nous sommes sortis. Je savais que pour Eduardo, cette balade — comme toutes les excursions que nous avions faites dans le passé — était l'occasion de conduire son bolide en s'appropriant l'espace à sa façon très particulière, c'est-à-dire quelque peu désordonnée. Pour une fois, c'était aux autres de s'adapter et pas à lui! Je le comprenais. Tout en étant super vigilante, j'ai tenu la promesse que je m'étais faite de ne pas lui rappeler les consignes de sécurité. Qu'il expérimente un peu de liberté était beaucoup plus important à mes yeux que de garantir un parcours en bonne et due forme.

Depuis plusieurs mois, Eduardo avait cessé de colorier des mandalas sur papier, de sorte qu'il ne s'éloignait plus de l'ordinateur. Sauf lorsque j'en avais besoin. Je prenais alors sa place devant l'écran et, pendant que je m'acquittais de la gestion de différentes affaires, lui, il utilisait son iPad pour faire des casse-têtes et du coloriage virtuels. À l'ordinateur, il continuait de jouer à des jeux et d'écouter des dessins animés, de préférence en espagnol, mais c'était surtout la musique qui l'absorbait. Des mélodies variées remplies d'émotions ont inlassablement envahi notre appartement jour après jour, l'emportant dans un autre univers et lui permettant de s'évader un peu de l'insupportable lourdeur de son existence. Alors quand nous avons remarqué l'affiche annonçant le film *Menteur* avec Louis-José Houde, nous avons décidé d'aller le voir, histoire de nous changer les idées. Eduardo pensait qu'il allait rire beaucoup, mais tel n'a pas été le cas. Déçu, il n'a accordé à cette production qu'une note de 5 sur 10. J'étais attristée par le fait que cette sortie au cinéma n'avait pas apporté à Eduardo ce dont j'aurais tant aimé être témoin. Mais, grâce à *Menteur*, nous avons remarqué qu'un autre film intéressant était à l'affiche : *Hobbs et Shaw*, présenté par Rapides et Dangereux, mettant en vedette Dwayne Johnson, Jason Statham et Idris Elba, qu'il connaissait tous les trois très bien. Le 19 août 2019, nous sommes retournés au Cineplex Odeon de Sainte-Foy pour ce qui allait être une représentation mémorable. Le film est une composition originale et époustouflante bourrée d'action, un mélange explosif de bagarres à n'en plus finir, de poursuites excitantes et de confrontations verbales assaisonnées d'un humour caustique, tellement enlevant qu'Eduardo a bien failli sortir de son siège plus d'une fois. Il était servi à souhait, et j'étais heureuse de le regarder avoir du plaisir, surtout quand il m'a donné son verdict : 10 sur 10. Un grand succès qu'il m'aurait demandé d'acheter en DVD.

J'ai fait bon usage de la petite caméra que Martine m'a donnée pour ma fête il y a quelques années. Il me semblait approprié de conserver des documents audiovisuels de nos échanges, et j'ai proposé à Eduardo de le filmer pendant qu'il répondait à mes questions au sujet de sa vie et de son projet. Il était d'accord. Nous avons fait beaucoup de vidéos, la plupart du temps en improvisant et parfois de façon plus structurée. Même si ces films sont des créations d'amatrice maladroite — et donc de mauvaise qualité —, les instants qui y sont enregistrés demeurent d'une grande valeur pour moi. En peu de temps, j'ai pris goût à la caméra et j'ai décidé de capter Eduardo à différents moments de son quotidien. J'ai ainsi de lui des souvenirs en mouvement qui me sont chers. Je peux maintenant le revoir en train de manger, en s'efforçant d'avancer dans la piscine, en jouant avec Luna ou en la caressant le soir avant de se coucher, en faisant un transfert avec moi de son lit à sa chaise roulante ou l'inverse. Et puis, j'ai aussi cristallisé sans le chercher des bribes de son humour, un humour vif et contagieux qui me fait rire encore aujourd'hui.

Je me rappelle un soir, à la fin du mois de février. J'étais en train d'ouvrir le courrier de la journée pendant qu'Eduardo mangeait. J'avais reçu une enveloppe de grandeur inhabituelle dont je ne reconnaissais pas l'expéditeur. J'étais intriguée. En découvrant de quoi il s'agissait, j'ai fait un commentaire à voix haute : « Ah! Ce sont les relevés pour ta déclaration d'impôt! » Instantanément, Eduardo m'a répliqué : « Est-ce que j'ai monté de prix? » Nous avons ri.

Dans les deux dernières semaines précédant notre voyage, j'ai récapitulé avec Eduardo toutes les étapes que nous avions traversées en vue de son projet et repassé les aspects importants de ce qui l'attendait à Bâle. Il se montrait souvent mais gentiment exaspéré par toutes mes questions. Néanmoins, il comprenait qu'il devait se préparer très sérieusement pour affronter les dernières vérifications qui auraient lieu avant sa MVA. À la fin de nos répétitions, je lui ai demandé :

— Est-ce que ça te rend triste de partir?

— Pourquoi je serais triste? me rétorque-t-il comme si ma question était superflue.

— Ah… Je comprends. Quand je vais faire l'annonce de ton départ, les gens vont me demander « Pourquoi il a fait ça? » et moi, qu'est-ce que je vais leur répondre?

Tout à coup, Eduardo est devenu tendu et m'a déclaré avec emphase quelque chose que je n'ai pas compris du premier coup. Il a bien voulu répété :

— Je me fiche de ce qu'ils peuvent penser. C'est ma vie, ça ne regarde que moi. Et qu'on me laisse tranquille!

Il avait raison. Il n'avait pas à se justifier aux yeux des autres.

Quelques jours avant notre envolée, je lui ai exposé une situation hypothétique. « Imagine que Dieu m'apparaisse et que je puisse… » ai-je commencé à lui dire sans pouvoir terminer ma phrase, car il m'a tout de suite interrompue :

— Dieu te dit qu'Il peut te concéder deux désirs! me lance-t-il énergiquement.

— Ah oui? Quels désirs?

— Me redonner mes jambes.

— Oui, bien sûr, Eduardo. Et l'autre désir, c'est quoi?

— Qu'Il me redonne toute mon intelligence.

— Cher Eduardo, si seulement c'était possible, je donnerais ma vie entière, je disparaîtrais complètement, pour que tu retrouves ta vie.

Eduardo était bien conscient de ses limitations. Il souffrait énormément dans toutes les dimensions de son être. N'est-ce pas horrible d'être emprisonné dans son propre corps? N'est-ce pas horrible de ne pas pouvoir vivre, seulement survivre? N'est-ce pas horrible d'être laissé à la merci d'autrui?

Oui, son âme avait été horriblement mutilée. Contraint à une existence vide et dénuée de sens, chaque instant était pour lui une souffrance insupportable.

Heureusement, nous avions travaillé d'arrache-pied pendant des années et, malgré son handicap, Eduardo était devenu un adulte capable d'exercer son droit à l'autodétermination, de s'affirmer, de prendre une décision pour sa vie et de s'organiser pour qu'elle devienne réalité. Il a choisi lui-même le chemin de sa délivrance. Une très grande victoire... un vrai miracle!

Un amour transcendant

Y a-t-il quelqu'un sur Terre qui puisse vivre sans amour? Y a-t-il quelqu'un qui puisse se priver de toute relation et être heureux? Sans amour, la vie vaut-elle la peine d'être vécue?

Eduardo aimait Paz de tout son cœur et de toute son âme.

Mais son corps mutilé devenu prison ne lui a pas permis de la conquérir en ce monde, de la prendre avec lui pour la protéger de tout danger et la chérir à tout jamais.

Il a gardé son amour pur et ardent au creux de lui-même. Enchaîné dans une monstrueuse solitude, brimé dans l'essence même de son être, il n'a pas su ce que c'est que d'aimer et d'être aimé sur Terre.

Il n'a pas pu laisser libre cours à la flamme qui le brûlait de l'intérieur, cette étincelle bouillonnante qui emplissait son cœur, mais il a réussi à toucher sa bien-aimée dans une autre dimension.

Je l'ai entendu lui chanter son amour et, en l'écoutant, j'ai perçu l'intensité de ses sentiments, la ferveur de sa passion, l'écho enivrant des battements de tout son être tourné vers elle.

« Où es-tu, mon cœur, où es-tu? J'ai besoin de ton amour pour vivre! »

« Comme un rayon de lumière qui entre dans l'obscurité, dans ma vie tu es entrée... Je suis tellement imprégné de toi que je sens un feu à l'intérieur de moi, un feu qui me brûle, un feu qui m'enflamme, un feu qui lentement me dévore le cœur... »

« Aujourd'hui je t'ai cherchée et je t'ai trouvée dans mes rêves... je suis un voleur, car j'aimerais te voler, ma jolie fleur... il se peut que ce baiser soit pour moi ma raison de vivre... »

« Dis-moi seulement que je suis ton cadeau le plus précieux... et sans nul doute, je te donnerai toute ma vie... »

« Je pense à toi, je passe mon temps à penser à toi... Apprends-moi à écouter tes lèvres, à lire le soleil; emmène-moi là où les rêves fabriquent ta voix. Je pense à toi, je berce mon âme en pensant à toi... »

« Ça fait si mal de vivre, ça fait toujours mal de vivre sans toi; j'ai besoin de ton odeur, j'ai besoin de ta chaleur... Je t'aime pour toujours, mon amour. »

« Sans toi, mieux vaut ne pas vivre... sans toi, pourquoi exister? »

« Tu t'en vas, tu t'en vas, en me laissant sans rien dire, sans rien offrir. Laisse-moi te pleurer dans un coin; ce sera mieux ainsi, je le sais. J'ai oublié ce que tu étais pour moi; maintenant, je ne sens qu'une douleur sans fin... »

« Je veux dormir dans tes yeux et, en me réveillant, boire de ta bouche; car de toi, j'ai encore soif… Je serai ton air; tu seras la peau qui couvre ma solitude… Je veux être à tes côtés! »

« Tu seras toujours en moi, même si plus jamais je ne te revois; mon cœur pleure pour toi… dans le ciel, il y a une étoile qui te ressemble, qui brille comme toi… Tu seras toujours en moi! »

« Je te regarde et l'impossible devient possible; je te regarde et je suis enivré par la magie de ta présence… »

« Mes larmes sont aujourd'hui ces vers que ton absence ne pourra jamais effacer… Tu as laissé dans chaque recoin de mon âme des petits morceaux de ton cœur… Au revoir, ma dulcinée, je m'en vais, je te laisse partir, jamais je ne t'oublierai… »

Il disait que ce qui lui était arrivé de mieux pendant son séjour sur Terre, c'était Paz.

Et dans son cœur, au-delà du monde qui les séparait, elle a, je crois, accueilli son amour tout simplement, en sincérité et en complicité avec lui, dans cette autre dimension.

Eduardo aimait Paz de tout son cœur et de toute son âme.

Son amour était sans bornes. Je le sens qui vibre toujours…

Les derniers jours

Avant de partir pour la Suisse, Eduardo et moi avions convenu que nous allions, dès notre arrivée, modifier notre rythme de vie afin de nous acheminer en douceur vers le jour de sa MVA. Habitués à nous coucher aux petites heures du matin et à nous lever au moment où tout le monde est déjà en pleine activité, nous devions nous ajuster de nouveau à un horaire qui concordait avec celui des autres autour de nous. Heureusement, la fatigue du voyage allait nous faciliter le changement qui s'imposait.

Le jour de notre départ, on aurait dit que quelqu'un cherchait à nous mettre des bâtons dans les roues. J'avais réservé un taxi adapté pour nous rendre à l'aéroport Pierre-Elliott-Trudeau. Tout a commencé avec le chauffeur qui a choisi d'emprunter l'autoroute 20, sur laquelle nous avons rencontré plus d'une entrave, dont l'une d'ampleur suffisante pour faire naître en moi une certaine inquiétude. Ensuite, nous nous sommes retrouvés dans une circulation incroyablement dense et lente aux abords de Montréal, où beaucoup de travaux étaient en cours, ce qui nous a retardé énormément et m'a rendue encore plus nerveuse. Le comble, c'est que le chauffeur ne connaissait même pas le chemin de l'aéroport! Il s'est trompé de route! Nous avons dû faire un détour et nous arrêter à une station-service pour qu'il demande des indications. J'ai cru que nous n'arriverions jamais à l'aéroport! Finalement, nous y sommes parvenus à temps pour un enregistrement sans ennui, mais… alors que nous étions tranquillement en train d'attendre à la porte d'embarquement, une voix désagréable s'échappant de l'interphone nous a fait savoir que le vol était retardé. Nous avons patienté deux heures supplémentaires avant de monter dans l'avion!

Une fois installés à nos sièges, je me suis dit que plus rien ne pouvait nous empêcher de décoller. Je ne m'étais pas trompée. Eduardo était confortablement assis, sa ceinture de sécurité bouclée, et moi, je pouvais enfin relaxer. Heureux de nous envoler vers cette destination sans retour pour lui, nous avons commencé à savourer avidement les agréments de notre vol en classe Club : une petite coupe de vin mousseux, du jus d'orange, des amuse-gueules… Nous volions déjà!

Après avoir dégusté sa lasagne au confit de canard et son dessert (un gâteau blanc étagé avec une garniture de framboise, si je me rappelle bien), Eduardo était prêt à visionner le film qu'il avait sélectionné : *Aquaman*. Il l'avait déjà vu mais il a vraiment eu du fun, comme on dit en québécois, à revivre les moments d'action, d'aventure fantaisiste, d'humour et d'amour que ce dernier film lui offrait. Quand l'avion a atterri à l'aéroport international de Bâle-Mulhouse-Fribourg (EuroAirport), encore plein d'énergie, il a crié victoire : « As-tu vu ça? Je n'ai pas dormi de la nuit! » Il était content et fier.

Nous sommes arrivés à l'hôtel Spalentor plus tard que prévu, en début d'après-midi, le 31 août 2019. Une jeune femme très aimable nous a conduits à notre chambre. Horreur! La salle de bains était si exiguë qu'on ne pouvait même pas y pénétrer sans se heurter aux murs. Avec beaucoup de gentillesse, l'employée de l'hôtel est retournée devant l'ordinateur de la réception pour vérifier la disponibilité des chambres. En visitant les quelques chambres qui étaient libres et en constatant l'impossibilité de manœuvrer avec Eduardo dans chaque salle de bains, j'ai senti, impuissante, que l'angoisse reprenait de l'emprise sur moi. Merde! Se pouvait-il qu'Eduardo soit privé de bain pendant ses derniers jours en ce monde? Dieu merci, en inspectant la troisième chambre, j'ai reconnu la salle de bains dont on m'avait envoyé le plan par courriel des mois plus tôt. « C'est celle-là, oui, oui, c'est la salle de bains que j'ai vue, c'est notre chambre! » me suis-je écriée, souriante, soulagée, très reconnaissante du mal que s'était donné la jeune femme pour nous satisfaire.

Nous avons prestement pris possession de notre petit nid provisoire et nous sommes sortis à la rencontre de Bâle, cette charmante ville suisse où Eduardo allait pouvoir s'éteindre en paix.

Équipés d'une petite carte de la ville et du laissez-passer pour le transport public qu'on nous avait remis à l'hôtel, nous nous sommes rendus à l'arrêt pour prendre le tramway en direction de la vieille ville, juste à côté du Spalentor, une porte monumentale de l'époque médiévale, vestige des anciennes murailles de Bâle. J'ai fait comme me l'avait expliqué la jeune femme de la réception : en apercevant le tramway qui s'approchait, je me suis mise à gesticuler pour attirer l'attention du chauffeur sur Eduardo, un nouvel usager en chaise roulante. Le chauffeur a immobilisé le tramway, en est descendu et a installé la rampe d'accès. Tout en nous introduisant soigneusement dans la voiture qui nous était destinée, je lui ai indiqué la station à laquelle nous désirions descendre : « Barfüsserplatz », en français « la Place des Cordeliers », un endroit central où se croisent plusieurs lignes de tramways et d'autobus. Eduardo s'est moqué de moi en entendant ma voix prononcer gauchement ce mot allemand. J'ai ri avec lui.

Il faisait beau. Il faisait chaud. Le soleil brillait dans le ciel. Les rues fourmillaient de personnes qui vaquaient à leurs occupations, les unes de travail et les autres de loisir. La ville nous accueillait, nous souriait, nous souhaitait la bienvenue. Le cœur joyeux, nous avons amorcé le chemin qui nous conduirait jusqu'au pont Mittlere Brücke, que nous pensions traverser pour ensuite flâner le long du Rhin. Soudain, j'ai remarqué qu'Eduardo ne tenait plus sur sa chaise; il cognait des clous! Pas étonnant avec le voyage que nous venions de faire. La promenade venait donc de tomber à l'eau et il fallait retourner à l'hôtel pour nous reposer. Mais nous n'allions pas dormir le ventre creux. En un rien de temps, nous avons pris place à une table en plein air sur la terrasse d'un restaurant, improvisée à même le pavé de pierres, et nous avons allègrement partagé une assiette de *Fish and chips*, accompagnée d'un soda à l'orange pour Eduardo et d'une bonne bière pour moi. C'était succulent!

De retour à l'hôtel, nous avons mis au point notre technique pour le bain dans ce nouvel environnement qui était devenu temporairement le nôtre. J'ai remercié le Ciel d'avoir encore la force et l'agilité de faire corps avec mon fils pour l'aider à se glisser dans une baignoire étrangère… et à en sortir! J'étais vraiment heureuse qu'Eduardo puisse tremper à son goût dans l'eau chaude apaisante, relaxante, assouvissante.

Cette nuit-là, comme des enfants rassasiés et réconfortés, nous avons sombré dans un sommeil profond et régénérateur.

Frais et dispos nous étions le lendemain matin lorsque nous avons quitté l'hôtel pour entreprendre — cette fois, pour de vrai — la dernière de nos pérégrinations terrestres. Comme la veille, nous sommes descendus du tramway à Barfüsserplatz. À partir de là, nous avons déambulé lentement dans les rues déjà animées en suivant le chemin le plus simple vers le Rhin. Mon sens de l'orientation étant ce qu'il est (c'est-à-dire nul), je ne voulais prendre aucun risque. Quelle sensation de liberté s'est emparée de moi alors que nous traversions le fameux pont Mittlere Brücke. De part et d'autre, la vue était superbe, une douce brise pleine de soleil nous chatouillait le visage, et j'avançais en faisant rouler Eduardo, le sourire aux lèvres, gaillarde, pleinement consciente de l'endroit où nous nous trouvions. Chaque heure, chaque minute, chaque seconde qui s'écoulait nous rapprochait de la libération d'Eduardo. Je vibrais.

Tous les jours, nous sommes allés nous balader sur la merveilleuse promenade aménagée le long du Rhin. Nous avons côtoyé le Rhin dans un sens et dans l'autre, découvrant chaque fois un paysage différent. Ce dimanche-là, notre premier jour d'exploration touristique, nous avons rencontré une vieille dame qui promenait son chien. Elle s'était assise sur un banc, seule, et surveillait la petite boule frisée qui fouinait un peu partout. En nous voyant, elle nous a souri vivement et nous a adressé quelques paroles gentilles mais incompréhensibles. En réponse à cette jolie invitation, nous nous sommes arrêtés pour lui tenir compagnie quelques minutes et, malgré la barrière des langues, nous avons bavardé un bon moment avec elle. Nous lui avons expliqué que nous venions du Canada, mais que nous étions aussi espagnols, que nous étions en visite pour quelques jours, et puis nous lui avons parlé de notre chère Luna. Elle semblait comprendre. Eduardo s'est réjoui de tenir sur ses genoux la gentille petite bête et de lui donner les gâteries que la dame déposait délicatement dans sa main. Le chien se trémoussait de plaisir sous les yeux attendris de sa maîtresse, qui, elle, était visiblement très touchée par ce moment de rapprochement que nous vivions ensemble. Bien sûr, un peu plus loin, je n'ai pu m'empêcher de sortir une lingette humide et d'effacer les caresses que le chien avait laissées sur les mains d'Eduardo. Pendant que nous poursuivions notre route, le souvenir de nos marches le long du Guadalquivir, à Cordoue, nous est revenu… mais quelle différence : ici, à Bâle, il y avait de l'eau dans le fleuve!

Les rues foisonnaient de restaurants, de tavernes et de bistros de toutes sortes, et n'importe quel touriste avait l'embarras du choix. Mais pas nous. Il fallait trouver un endroit où les toilettes étaient accessibles pour une personne en chaise roulante. Nous avons donc été restreints dans notre expérience gastronomique. Toutefois, nous nous sommes très bien débrouillés et avons déniché le lieu idéal pour savourer nos dîners : le restaurant de l'hôtel Merian, situé à l'une des extrémités du pont Mittlere Brücke. Leur menu du jour, composé d'une entrée et d'un plat principal (sans dessert), était très abordable — compte tenu des prix exorbitants que l'on trouve en Suisse pour n'importe quoi — et leur terrasse extérieure surplombant le Rhin nous offrait un décor enchanteur. Nous étions bien servis à tout point de vue.

Notre première journée complète à Bâle s'est terminée dans un des seuls restaurants à proximité de l'hôtel qui ouvraient leurs portes le dimanche. Nous y avons partagé une fricassée de veau accompagnée de rösti, une galette de pommes de terre typiquement suisse. Eduardo voulait arroser son repas d'un *calimocho*, un breuvage que les Suisses ne connaissent pas. Alors j'ai commandé une coupe de vin rouge, un Coca-Cola et un verre avec des glaçons pour lui préparer cette boisson aux saveurs d'Espagne. Délicieux souper.

En rentrant, j'ai noté qu'Eduardo avait le nez embarrassé. Niant fermement qu'il était enchifrené, il m'a dit de ne pas me préoccuper. Il semblait sûr de lui, mais, le connaissant par cœur, je me fiais davantage à mon observation. Ce soir-là, je me suis endormie sans réussir à chasser la crainte qu'il ne tombe malade juste avant sa MVA.

L'alarme du cellulaire a retenti. Avec l'étrange impression d'avoir peu dormi, je suis sortie du lit, confuse. Il faisait encore sombre dehors. Je me suis dit qu'à six heures du matin avec un ciel couvert, c'était normal. J'ai pris ma douche, j'ai réveillé Eduardo — qui s'est montré collaborateur, comme d'habitude —, puis nous nous sommes habillés et rendus à la cafétéria, qui se trouvait au cinquième étage. Mais à notre grande surprise, la porte était fermée et verrouillée. Bizarre. J'ai regardé ma montre avec attention : elle marquait 1 h 07. Je croyais pourtant qu'il était environ 7 heures! Soudain j'ai compris. N'ayant pas réussi à régler mon cellulaire à l'heure locale en arrivant, je l'avais laissé à l'heure de Québec et j'avais programmé l'alarme en conséquence, c'est-à-dire à minuit pour me lever à 6 h 00, heure de Bâle. Ce qui s'est passé, c'est qu'entre-temps le téléphone s'est ajusté automatiquement à l'heure locale, sans que je ne m'en aperçoive! Et l'alarme a sonné à minuit, heure de Bâle. Il ne nous restait plus qu'à retourner nous coucher. Eduardo aurait pu se fâcher du fait que je l'avais stupidement sorti du lit en pleine nuit, mais j'ai eu de la chance : il n'a pas rouspété du tout, se contentant de rire gentiment de moi et de ma malencontreuse bévue.

Au réveil, je n'avais plus aucun doute : Eduardo était enrhumé. En temps normal, je n'aurais rien fait, car il préférait ignorer le rhume et s'en guérir sans intervention spéciale de ma part. Mais cette fois, devant le programme imposant des jours à venir, j'ai cru bon de le convaincre de se laisser soigner. Avant d'entreprendre nos déambulations de la journée, j'ai acheté en pharmacie une bouteille d'eau de mer qui allait me servir à lui irriguer les voies respiratoires supérieures plusieurs fois par jour, ce qui me donnerait peut-être une chance de mettre le vilain virus en échec.

Nous ne pouvions pas omettre d'aller au Jardin botanique, situé juste devant l'hôtel où nous logions. Nous en avons fait le tour avec intérêt; j'ai pris le temps de lire à Eduardo plusieurs des cartes accompagnant les différents spécimens — certains très exotiques — qui peuplaient le jardin. Nous avons fait une agréable pause, Eduardo toujours sur sa chaise roulante et moi sur un banc, pour laisser tout simplement le soleil nous pénétrer de ses rayons réconfortants, afin de savourer le calme et les parfums qui émanaient des végétaux autour de nous. Je dois dire que ce qui nous a particulièrement captivés, c'est la rencontre avec deux intrigants personnages du règne animal : un petit lézard très élégant qui se dissimulait habilement dans son milieu rocailleux et une minuscule grenouille aux couleurs flamboyantes qui, en nous repérant, s'est empressée en quelques bonds de disparaître dans son étang garni de beaux nénuphars. Voilà qui terminait notre visite sur une note vibrante.

Nous sommes retournés baguenauder le long du Rhin et, ce jour-là, nous avons remarqué quelque chose d'assez insolite : il y avait des têtes humaines accrochées à des boules flottantes jaune-orange qui se laissaient emporter par le courant.

« Regarde-moi ça, Eduardo, les gens se baignent dans le Rhin! » J'ai tout de suite pensé à ma sœur Martine, qui fait exactement la même chose, mais dans la rivière Bras Saint-Nicolas, à Cap-Saint-Ignace. Sauf qu'elle n'a pas à sa disposition de *wickelfisch*. C'est un sac étanche et résistant, en forme de poisson, conçu spécialement pour la baignade, un bel exemple de l'ingénieux savoir-faire suisse. Les Bâlois s'en servent pour ranger et garder au sec leurs vêtements, serviettes et effets personnels pendant qu'ils se la coulent douce dans les eaux rafraîchissantes de leur magnifique fleuve. Les boules jaune-orange, c'étaient des *wickelfisch*. Si cela avait été possible, j'en aurais acheté deux et je me serais lancée avec Eduardo à l'aventure… L'inconvénient, c'était que la chaise roulante ne pouvait pas se mettre dans un *wickelfisch*!

Notre rencontre avec Gisela était prévue pour 18 heures ce jour-là. Ponctuels, nous étions rentrés bien avant cela et nous attendions patiemment, Eduardo concentré sur son iPad et moi assise dans un fauteuil, quand le téléphone a sonné : Gisela m'annonçait qu'elle allait arriver sous peu et que le Dr Josef Hausmann, son ami psychiatre — à qui elle avait demandé de l'accompagner lors de l'entretien —, était déjà installé dans le jardin de l'hôtel. Nous l'avons rejoint aussitôt pour faire sa connaissance. C'était un homme du troisième âge, calme, décontracté et jovial, quelqu'un de simple qui inspirait confiance; il ne parlait pas très bien français, mais il le comprenait. Nous n'avions échangé que quelques phrases quand Gisela nous a rejoints; et, sans plus tarder, nous nous sommes tous réfugiés dans notre chambre, à l'abri des oreilles et des regards indiscrets.

Inutile de dire à quel point nous étions heureux de la revoir. Elle venait avec le même dynamisme que j'avais perçu en elle au mois de mai, vibrant, léger, résolu, mais elle présentait une éruption cutanée qui lui couvrait partiellement le visage, le cou et les bras. Le dur procès qu'elle venait de subir en était la cause. Dans sa lutte contre le suicide assisté, le procureur du canton l'avait accusée en 2016 d'homicide et de non-respect de la loi sur les produits thérapeutiques. Même si elle avait finalement été acquittée en juillet 2019 de l'accusation d'homicide, elle devait porter sa cause en appel pour l'autre chef d'accusation. Trois ans de procédures judiciaires, et ce n'était pas encore terminé! J'étais profondément désolée, attristée par le fait qu'on l'attaque de cette façon. En dépit de la menace qui pesait sur elle, Gisela avait accepté d'aider Eduardo. C'était un geste d'une telle générosité… Eduardo lui a dit : « Tu as un grand cœur et tu as besoin d'un bon avocat pour te protéger. »

Dans un coin de la chambre, nous avons formé un tête-à-tête à quatre, Eduardo sur sa chaise roulante, Gisela sur le bord d'un des lits, son ami psychiatre dans le fauteuil et moi sur la chaise de bureau. Gisela devait s'assurer qu'Eduardo n'avait pas changé d'idée, qu'il était certain de sa décision et qu'il agissait en toute liberté. Elle voulait également que son ami psychiatre constate la compétence d'Eduardo. Alors, encore une fois, des questions… Eduardo a répondu sans hésitation, avec sa vivacité habituelle, avec sérénité. Le Dr Hausmann s'est montré impressionné par sa performance. Malgré toutes les limites que son handicap lui imposait, Eduardo parvenait à transmettre son message; l'expression d'éblouissante fermeté qu'on lisait sur son visage et les gestes peu fluides mais pleins de sens qu'il joignait à son discours péniblement articulé ne laissaient aucun doute dans l'esprit de ses interlocuteurs.

Pendant l'entretien, le téléphone de Gisela a vibré. D'un air inquiet, elle a pris note du message. Son ami lui a demandé s'il y avait un problème, et, en hochant la tête de haut en bas, elle a répliqué qu'elle devait rappeler Lukas dès que possible. Intéressé, Eduardo lui a posé une question : « De quelle couleur il est, ton problème? » Du tac au tac, elle a répondu : « Il est de couleur noire! » Moi, j'étais émerveillée, une fois de plus, devant le génie d'Eduardo.

Ce soir-là, nous sommes restés à l'hôtel pour le souper. Je me sentais fatiguée, éprouvée, après la visite de Gisela et du Dr Hausmann; et Eduardo était vraiment très indisposé par le rhume. Son nez coulait comme un érable au printemps! Nous nous sommes donc contentés sans nous plaindre de ce qu'offrait le snack-bar de l'hôtel : un panini jambon-fromage pour Eduardo et une baguette tomates-fromage pour moi. C'était bien suffisant.

« J'ai mal à la gorge. » Ces mots d'Eduardo, prononcés juste avant de nous coucher, m'ont alarmée. Allait-il être vraiment malade précisément à ce moment-ci de sa vie? Il ne faisait pas de fièvre pour l'instant, mais… Et si ça se compliquait? Comment n'avais-je pas pensé à acheter un analgésique? Une chance que la douleur n'était pas intense, car nous n'avions aucunement l'envie de sortir à la recherche d'une pharmacie de garde. Et d'ailleurs, il était tard. Alors j'ai pulvérisé de l'eau de mer dans les narines d'Eduardo, je lui ai fait un massage en cherchant, avec mes mains libératrices d'énergie, à le soulager de mon mieux et j'ai prié pour que la nuit se passe le plus paisiblement possible.

J'ai été exaucée. Grâce à Dieu. Mais Eduardo ne s'est pas miraculeusement guéri pendant son sommeil, bien entendu. Tout de suite après le déjeuner, nous nous sommes rendus à la pharmacie la plus près pour nous procurer de l'ibuprofène. Nous disposions de juste assez de temps pour que le médicament fasse son effet et qu'Eduardo se sente mieux avant l'arrivée du Dr Günther, le psychiatre qui venait le voir pour confirmer sa capacité de discernement. Il s'agissait de la dernière évaluation professionnelle avant sa MVA.

Et quelle évaluation! Ce n'était pas qu'une simple formalité pour compléter le dossier d'Eduardo, loin de là; c'était un entretien sérieux et rigoureusement structuré qui ne ressemblait en rien à la rencontre détendue que j'avais imaginée. Quand j'ai vu le Dr Günther déplier une énorme carte géographique du monde, j'ai réalisé l'envergure de la confrontation qui allait avoir lieu entre le psychiatre et mon fils. Mes nerfs ont été mis à rude épreuve, mais pas ceux d'Eduardo. Conservant un calme aussi impeccable que déconcertant, il a montré à son examinateur qu'il savait parfaitement où il se trouvait et vers où il s'en allait. Le Dr Günther l'a testé dans tous les sens. Après avoir vérifié ses fonctions cognitives d'attention, d'orientation et de mémoire, il a sondé de façon systématique ses capacités de compréhension, d'analyse, de raisonnement et de jugement. Il a également évalué l'humeur d'Eduardo à l'aide d'un questionnaire détaillé afin de s'assurer qu'il n'était pas déprimé. J'ai commencé à relaxer seulement au moment où l'entretien s'est transformé en une conversation plus naturelle. C'est là qu'Eduardo a dit au Dr Günther que sa vie était comme un calvaire. Et il lui a demandé : « Sais-tu c'est quoi un calvaire? », ce sur quoi le Dr Günther a répondu : « Bien sûr, c'est la montagne sur laquelle Jésus a transporté sa croix. » Satisfait de sa réponse, Eduardo n'a pas insisté; il savait qu'il avait compris ce qu'il voulait dire. L'atmosphère s'était agréablement allégée, Eduardo s'en tirait avec brio et je me sentais sereine. Le Dr Günther a poursuivi son exploration en le questionnant au sujet de sa décision. Et puis, il s'est tourné vers moi et a souligné le fait que ma vie allait changer complètement du jour au lendemain. J'étais heureuse, lui ai-je répondu, avec des larmes plein les yeux, qu'il ait pu choisir lui-même le dénouement de sa tragique histoire. Eduardo a tout bonnement ajouté : « Elle va apprendre à vivre sans moi. » Le Dr Günther, qui avait déjà rangé tout son matériel, a pris la peine de ressortir cahier et stylo de son porte-documents pour prendre en note cette réflexion d'Eduardo, une réflexion qu'il jugeait pleine de maturité. C'était la cerise sur le gâteau! C'est ainsi qu'a pris fin cette rencontre historique dans la matinée du mardi 3 septembre 2019. Alors, le Dr Günther s'est levé et, en quittant notre chambre, a dit à Eduardo : « Tu as passé l'examen. Bon voyage! »

Nous avions la journée devant nous et, cette fois, nous allions parcourir les rues de Bâle imprégnés d'une agréable sensation de satisfaction. Nos joyeux pas nous ont conduits jusqu'à la rue Münsterberg qui mène à la Cathédrale de Bâle, dont nous avions déjà apprécié l'originale présence lors de nos promenades le long du Rhin et que nous voulions maintenant contempler de plus près. Cependant, la rue Münsterberg, étant construite plutôt à la verticale, constituait pour nous un obstacle insurmontable. Je n'osais même pas tenter de m'y engager tellement la pente était abrupte. Nous allions sagement rebrousser chemin quand un couple de touristes, elle espagnole et lui argentin, se rendant compte de notre situation problématique, nous a offert de nous escorter jusqu'en haut. C'était très gentil de leur part. J'ai rapidement considéré l'homme : il était bien bâti, capable sans aucun doute de manœuvrer avec la chaise roulante. Je lui ai dit que s'il poussait Eduardo pour monter, il devrait aussi le pousser — ou plutôt le retenir — pour descendre. C'était d'accord. Nous avons donc entrepris l'ascension ensemble tout en bavardant en espagnol. Enchantés de cette compagnie inattendue, nous avons fait le tour de la Cathédrale et nous avons même pu admirer une section de son intérieur. Cependant, nous n'avons pas pénétré dans la partie principale, car, à ce moment-là, s'y déroulait une cérémonie quelconque (probablement une messe!) qu'il était interdit aux touristes de perturber, mais à travers les murs anciens nous est parvenu l'écho des cantiques mélodieux qui remplissaient l'église. Figure emblématique de Bâle, la Cathédrale domine majestueusement le Rhin et, depuis la terrasse qui en décore la façade arrière, nous avons profité de la vue fantastique qu'elle offre à tous ceux et celles qui viennent la visiter.

Une fois redescendus, nous avons quitté nos accompagnateurs anonymes en les remerciant chaleureusement. Et puis, jouissant de notre liberté, nous avons continué à vagabonder nonchalamment dans les rues qui déjà ne nous étaient plus inconnues. Après le dîner au restaurant du Merian — dont nous étions devenus des clients habituels —, nous sommes retournés à l'hôtel, Eduardo pour s'occuper avec les jeux et la musique à sa disposition sur l'iPad et moi pour me reposer un peu. En guise de dessert, nous avons dévoré quelques savoureux chocolats suisses. Riches. Onctueux. Raffinés. Fins. Sublimes. Quoi de mieux pour se sucrer le bec? Après avoir avalé une truffe, Eduardo s'est exclamé : « Tabarnak! Que c'est bon! »

Pour finir la journée en beauté, nous avons décidé d'aller en ville en fin d'après-midi pour déguster un cocktail. Nous avons choisi un endroit en plein air où nous allions pouvoir siroter notre boisson en profitant du beau temps. Eduardo m'a confié que les cocktails que je lui préparais à la maison étaient meilleurs que celui qu'on venait de lui servir. Quel compliment! Ravie, je lui ai fait remarquer que les miens contenaient toujours un ingrédient unique qui leur donnait une saveur sans égale : le doigté plein de tendresse de sa mère! Il a souri. Enfin, nous avons trinqué en revivant par la pensée le succès de l'entretien avec le Dr Günther…

Ce soir-là, nous avons soupé dans un bon restaurant à proximité de notre hôtel. Eduardo s'est régalé avec un plat de pâtes maison, des linguines avec une sauce au saumon, qu'il a bien voulu, devant mon regard envieux, me faire goûter. Par contre, fidèle à lui-même, il a fait la grimace quand je lui ai offert une bouchée de ma succulente salade. Je ne faisais que le taquiner un peu, bien entendu. Eduardo n'était pas capricieux, mais il avait en horreur les salades de légumes crus. Et cela n'allait pas changer maintenant, moins de 48 heures avant son départ.

Le lendemain, mercredi 4 septembre 2019, était la dernière journée que nous allions passer ensemble. Nous sommes partis quelque temps après le déjeuner, comme à l'habitude, pour nous rendre dans la vieille ville : descente du tramway à Barfüsserplatz — qu'après cinq jours à Bâle, je parvenais à prononcer avec une certaine aisance — et nouvelle errance improvisée au milieu d'un monde grouillant d'activités, un monde qu'Eduardo était sur le point de quitter. Nous sommes retournés flâner placidement le long du Rhin comme les jours précédents, bien conscients que c'était le dernier jour.

Nous avons interrompu notre marche pendant un long moment. En silence. Nous faisions face au fleuve dont les eaux regorgeaient de vie, Eduardo toujours cloué sur sa chaise roulante et moi assise sur un banc. Tous les deux pensifs. Il regardait au loin. Je le scrutais avec douceur. J'ai essayé de lui faire des adieux. J'ai cherché les mots qui pouvaient porter fidèlement ce que je ressentais… en vain. Nous nous étions déjà tout dit.

Le chemin avait été long… Pénible. Terrible-
ment affligeant et angoissant. Désespérant. Insoutenable. Tout ce temps de connivence avec lui nous
avait menés jusqu'ici, à Bâle, aux abords de l'Infini,
là où son être qui n'en pouvait plus allait s'envoler
vers sa destinée.

Nous devions être de retour à l'hôtel pour trois
heures de l'après-midi, car Natascha, l'assistante de
Gisela, qui tenait à connaître Eduardo avant le
grand jour, venait nous visiter. C'était une personne
affectueuse et sensible, avec un sourire éclatant et
un talent manifeste pour la communication. En en-
trant dans la chambre, elle a sorti de son sac un
exemplaire de notre livre. Quelle belle surprise! Elle
en avait déjà lu quelques parties, ce qui la rapprochait d'Eduardo d'une façon spéciale. Nous avons
beaucoup parlé. De sa vie, de son combat. De l'ab-
surdité de la RCP. Et puis de sa MVA, qui allait
avoir lieu le lendemain. Elle nous a expliqué en détails comment les choses allaient se passer. Et nous
lui avons fait écouter un extrait de la chanson avec
laquelle Eduardo souhaitait s'en aller vers l'au-
delà : *Abre las puertas del Cielo* — en français « Ouvre
les portes du Ciel » —, une chanson-prière qu'il
avait trouvée lui-même lors de ses innombrables
voyages sur Internet et qu'il faisait jouer souvent à
la maison, qu'il chantait même avec toute la fougue
qui l'animait. « Es-tu certain? » a-t-elle demandé à
Eduardo. Et lui, de répondre : « Quelle question! »

Gisela nous a envoyé un message WhatsApp :
« J'ai reçu les rapports aujourd'hui, tout va se passer très bien demain! » C'était rassurant. Nous pouvions continuer d'avancer tranquillement dans cette
ultime journée.

En fin d'après-midi, vers 17 heures, nous nous sommes connectés sur FaceTime avec ma sœur Martine. Elle a dit à Eduardo à quel point elle admirait son courage et sa détermination, et elle l'a remercié pour son intégrité, pour avoir vécu dans la vérité. Je ne me rappelle plus exactement les mots qu'elle a prononcés, mais il me semble l'entendre lui dire que c'était une grâce pour elle que de l'avoir connu et d'avoir été témoin de sa lutte tenace pour retrouver le chemin de sa vie. Avec une grande émotion dans la voix, elle lui a déclaré qu'il était son héros. Tous les deux se sont regardés intensément, émus jusqu'au fond de leur âme. J'étais là, à côté d'Eduardo, prenant soin de tenir l'iPad à la hauteur adéquate, et j'en avais des frissons. Aucune larme n'a été versée, mais le monde a vibré autour de nous.

Nous allions nous préparer pour la soirée quand Eduardo s'est brusquement retourné vers moi et m'a dit :

— Je veux faire du FaceTime avec Paz.

— Mais c'est impossible, Eduardo.

— Je veux voir Paz, me répond-il, décidé, ferme comme du roc, avec le visage soudainement transformé par les sentiments qui culminaient en lui à ce moment-là.

Il s'est mis à pleurer à chaudes larmes, le corps parcouru par des vagues de soubresauts incontrôlables. Je l'ai regardé, désemparée, déchirée par la douleur de l'absence qui le défigurait, et j'ai essayé de le raisonner :

— Eduardo, tu sais bien qu'on ne peut pas l'appeler. On en a déjà parlé, ce serait trop risqué, tu le sais comme moi. D'ailleurs, elle s'inquiéterait de te voir dans cet état. Allez! On va se préparer pour le souper, d'accord?

Il continuait de trembler de tout son être, dévasté par un torrent de sanglots. J'avais envie de pleurer avec lui.

— Eduardo, tu ne peux pas me faire ça maintenant. Je comprends que tu aies envie de la voir et de lui parler, mais c'est impossible. Tu dois te reprendre, sinon je vais flancher moi aussi.

Rien n'y faisait. Eduardo pleurait et pleurait. Que pouvais-je faire? Pendant un instant, j'ai senti que j'allais vraiment succomber à cette épreuve imprévue, mais j'ai réussi, je ne sais comment, à me recomposer et je lui ai dit :

— Écoute, je sais que c'est difficile, mais tu dois être fort, Eduardo, je t'en supplie. Rappelle-toi le petit vidéo qu'on lui a préparé dans lequel tu lui dis au revoir… Tu sais quoi? On va lui envoyer un message WhatsApp, tu veux?

Alors, voyant qu'il y avait une possibilité de la joindre, il s'est calmé et il a acquiescé. J'ai pris mon cellulaire et j'ai écrit pour lui :

« Salut, chère Paz, j'espère que tu vas bien. Je pense beaucoup à toi. Je te prends dans mes bras et je te serre très fort. »

Il a voulu ajouter à la fin du message quelques émojis, un de gaieté, deux d'amour et un dernier de mélancolie.

Le message parti, une certaine accalmie nous a permis de nous changer et de nous rendre au restaurant, mais je percevais clairement le feu qui consumait Eduardo de l'intérieur et je craignais une nouvelle éruption à tout instant.

Nous sommes allés à Latini, un restaurant italien que nous avions repéré plus tôt dans la journée, situé à quelques pas seulement de Barfüsserplatz. Après avoir vérifié l'accès aux toilettes pour les personnes en fauteuil roulant et jeté un coup d'œil au menu proposé, ce qui nous avait mis l'eau à la bouche, nous avions décidé que c'était à cet endroit que nous savourerions notre dernier souper. En arrivant, nous avons choisi une table tout près d'une fenêtre, à l'écart du brouhaha principal, où nous pourrions jouir de l'intimité dont nous avions besoin. J'avais commencé à lui lire la description de tous les plats de pâtes très appétissants qu'il y avait au menu quand Eduardo m'a coupé la parole tout d'un coup : « Je veux de la viande. » Évidemment! J'ai tourné la page sur le champ et j'en suis arrivée aux mets plus consistants. Eduardo n'a pas hésité; il a opté pour les escalopes de veau avec une sauce citronnée, accompagnées de pommes de terre rissolées.

Je lui avais préparé son *calimocho* et la serveuse venait de déposer devant lui une assiette des plus ragoûtantes. Il ne manquait plus que la mienne pour que notre festin commence… Et puis, ce qui se voyait venir est arrivé : Eduardo a éclaté en sanglots une autre fois. J'ai consulté mon cellulaire pour vérifier les messages. Rien du tout. J'ai alors entrepris la tâche de le consoler, mais ça n'a pas été facile. Sincèrement, j'avais mal autant que lui et j'étais consciente, en outre, que les mots ne servaient pas à grand-chose. Sans que je puisse l'expliquer, il a fini par s'apaiser et nous avons réussi, malgré tout, à recréer une ambiance confortable, assez détendue pour nous permettre de déguster pleinement notre ultime souper.

De retour à l'hôtel : le dernier bain. Il s'y est abandonné comme n'importe quel autre soir. Le calme était revenu pour de bon. Eduardo avait retrouvé la sérénité qu'il avait démontrée tout au long de son projet. J'étais rassurée. Tout allait bien. De plus, il était complètement remis de son rhume. Ça, c'était bien lui : aucun virus (ou presque) ne lui résistait.

À la fin de cette journée éprouvante, finalement réconfortés, nous avons glissé dans la dernière nuit...

La fin

Nous étions jeudi, le 5 septembre 2019. C'était le dernier jour. En fait, il ne restait plus que quelques heures à la vie d'Eduardo. Je ne décelais chez lui aucune nervosité. Je le voyais surtout sérieux, imposant, majestueux en ce jour où il allait retrouver le chemin du paradis. Il m'a suggéré de sauter le déjeuner afin de ne pas perdre de temps et d'être à l'heure. Pas question. Nous avions amplement de temps, lui ai-je fait remarquer, et d'ailleurs j'avais absolument besoin de prendre des forces. Alors nous avons mangé ensemble une dernière fois, en silence, savourant nos rôties beurrées et tartinées de confiture d'abricots. Un petit délice.

C'est un collaborateur de l'entreprise des pompes funèbres qui est venu nous chercher à l'hôtel. La voiture est arrivée un peu avant l'heure fixée, mais nous étions déjà prêts, en train d'attendre, juste à côté du petit jardin devant l'hôtel. Eduardo portait les vêtements qu'il avait choisis : son jeans et le t-shirt blanc, offert par sa tante Martine, qui arborait une belle photo de Paz et de lui. Il allait quitter ce monde avec elle sur sa poitrine. Frais rasé, avec la barbiche soigneusement brossée, parfumé avec une fragrance de Calvin Klein, les ongles propres et bien coupés, les cheveux au naturel, il était beau.

Le véhicule du taxi était un genre de VUS de couleur blanche; son plancher était donc plus élevé que celui d'une voiture standard. Malgré cela, j'ai réussi, sans trop de difficulté, à installer Eduardo sur la banquette avant. J'ai défait la chaise roulante, que nous avons rangée en morceaux à l'arrière, et j'ai pris place sur la banquette arrière, avec mon sac à dos.

Direction : Lausterberg, à environ 30 kilomètres au sud-est de Bâle.

Le ciel était couvert d'une couche de nuages légèrement grisâtres qui nous laissaient tout de même deviner la prochaine percée du soleil. Après plusieurs minutes de route, voyant que nous nous enfoncions de plus en plus dans une région inconnue, Eduardo a demandé en regardant le conducteur : « Est-ce qu'il sait où on va celui-là? » Bien sûr, lui ai-je répondu. Non seulement devait-il connaître la route, mais en plus il avait un GPS. Alors…

Cependant, une fois arrivés à destination, nous avions l'impression d'être perdus. Nous étions au fin fond de je ne sais où, dans ce qui semblait être un petit regroupement de vieux commerces dissimulés au cœur d'une zone presque clandestine. Le chauffeur, qui ne parlait qu'allemand et ne pouvait donc rien me dire, a arrêté la voiture. Je voyais bien qu'il ne savait pas par où passer, qu'il n'avait aucune idée du chemin qu'il devait prendre pour conduire Eduardo au lieu de son départ définitif.

Nous sommes sortis de la voiture, lui et moi, et avons scruté les environs. Rien. Je lui ai fait comprendre avec des signes d'appeler l'assistante de Gisela — qui m'avait elle-même assurée de son entière disponibilité pour tout problème qui pourrait survenir —, mais c'est le répondeur automatique qui a répondu. J'ai alors demandé au chauffeur, cette fois avec des gestes impatients, de téléphoner à Gisela, qui, elle, devait avoir son appareil cellulaire en activité. Le chauffeur a signalé le numéro que je venais de lui indiquer sur ma liste de contacts. En attente d'une réponse, il écoutait, prêtait attention, attendait qu'on décroche à l'autre bout de la ligne, me regardait le visage interrogatif… mais ne disait pas un mot! Personne ne répondait à son appel! Les deux téléphones se trouvaient sur boîte vocale!

Alors je me suis énervée. Vraiment. L'angoisse s'est emparée de moi et, pendant un instant infiniment long, j'ai cru que tout était fichu.

Eduardo, qui était toujours dans la voiture, n'a pas perçu, je crois, l'état d'alerte dans lequel je me trouvais. Il me regardait, calme, en ayant l'air de se demander ce qui se passait, sans plus. Pendant que le chauffeur était parti se renseigner dans un des ateliers d'à-côté, moi, j'ai vérifié sur le mur de la bâtisse en face de laquelle la voiture était stationnée l'adresse où nous nous trouvions, ainsi que les différentes enseignes qui y figuraient. Nous étions au bon endroit, mais personne ne semblait nous attendre. Étrange. Et troublant. Plus que troublant, c'était terrifiant.

J'ai failli perdre mon sang-froid. Je me suis sentie défaillir. Comme si tout allait s'écrouler. Je regardais Eduardo à travers la vitre de la voiture et je ne savais plus quoi penser. Qu'allions-nous faire? Nous étions seuls au milieu de nulle part?!

Puis, tout à coup, en me retournant, j'ai aperçu Gisela et Natascha qui descendaient l'escalier menant aux locaux de Peaceful Bridge. Cette vision a suffi pour chasser la douloureuse inquiétude qui m'assaillait. Un grand sourire de soulagement s'est installé sur mon visage, et j'ai fait signe à Eduardo, en lui montrant mon pouce pointé vers le haut, que tout allait bien.

Gisela a expliqué au chauffeur de taxi comment se rendre à la porte arrière du bâtiment, là où se trouvait la rampe d'escalier par laquelle Eduardo pourrait accéder au refuge de Peaceful Bridge. C'était tout juste si la voiture passait sur l'étroit chemin de terre conduisant de l'autre côté de l'édifice. J'ai refait la chaise roulante, j'y ai installé Eduardo, j'ai payé le taxi et nous sommes montés. Une fois à l'intérieur, nous avons découvert un espace accueillant, composé de grandes pièces dégagées, décorées simplement, où prédominaient des teintes chaudes dans la gamme de l'orangé. L'ami psychiatre de Gisela, le Dr Hausmann, était venu; il serait témoin de l'évènement. Ils ont tous remarqué, très touchés, le t-shirt qu'Eduardo portait.

C'est dans la pièce du fond que nous nous sommes installés, autour d'une grande table de conférence, où nous avons tenu la plus importante des réunions au sommet. Il fallait, avant toute chose, remettre à Gisela les originaux des documents légaux et remplir la paperasse. Eduardo devant signer quatre déclarations officielles, Gisela a pris le soin de les lui lire lentement et d'expliquer certains passages au besoin. Il a été filmé en train de signer le dernier papier afin de prouver que la signature « E D U », laborieusement tracée en lettres séparées, était bel et bien la sienne.

Il ne manquait rien au dossier. Tout était en ordre. Nous sommes passés à l'étape suivante : celle d'installer Eduardo sur le lit qui l'attendait. Pour la dernière fois, je l'ai aidé à quitter sa chaise roulante et à effectuer son transfert. Je lui ai retiré ses chaussures et son orthèse; je lui ai mis la chaussette que j'avais apportée pour son pied gauche; et il s'est étendu le plus confortablement possible.

Gisela a examiné soigneusement les bras d'Eduardo, l'un après l'autre, à la recherche d'un accès veineux. Elle a réussi du premier coup à insérer le cathéter dans une des veines de son avant-bras gauche. Une fois la tubulure de la perfusion bien raccordée et fermement fixée (pour éviter tout déplacement), le moment était venu pour Eduardo de s'exercer à ouvrir la valve de la perfusion. Les gens de Peaceful Bridge ont mis au point une petite machine à l'intention des personnes tétraplégiques : pour ouvrir la perfusion, il suffit d'appuyer sur un levier.

Cependant, Gisela ne voulait pas l'utiliser avec Eduardo. En raison de ses mouvements involontaires et mal coordonnés, quelqu'un aurait pu dire que son geste ne dépendait pas vraiment de sa volonté. Par conséquent, elle tenait absolument à ce qu'Eduardo ouvre lui-même la perfusion, ce qu'il devait faire sans l'aide de personne. Il s'est assis sur le lit, comme le lui avait suggéré Gisela, et a commencé à lutter avec la perfusion. Au bout d'un moment, devant ses efforts stériles, il a lâché un

« Coño! », un gros mot espagnol auquel seule l'assistante de Gisela (qui comprenait un peu la langue) a réagi. J'ai ri. Et soudain, il a réussi! Bravo! Gisela lui a dit qu'il devait essayer une autre fois. Obéissant, Eduardo s'y est remis. Ce n'était pas qu'une mince affaire! Il fallait pourtant qu'il réussisse. Moi, j'avais les nerfs à fleur de peau. Cette fois, en voyant qu'il n'y arrivait pas, il a vociféré sans gêne « Tabarnak! », un gros mot québécois auquel personne n'a réagi, bien entendu. J'ai ri. Et finalement, après de multiples tentatives, Eduardo est parvenu à ouvrir la perfusion! Merveilleux! Mais, y parviendrait-il au moment de vérité?

La tension est forte. Je suis tellement nerveuse que je ne m'en rends pas compte. Calme et rassurante, Gisela me prend un peu à l'écart et me rappelle qu'Eduardo a besoin de moi. Elle a raison. Grâce à elle, j'arrive à me calmer. Eduardo s'étend de nouveau sur le lit articulé, en position semi-allongée. Je saisis l'iPad et je fais jouer la chanson, que nous écoutons avec lui pendant quelques minutes. Nous sommes tous recueillis autour de lui, unis par la mélodie qu'il a choisie. À son signal, je mets la bande musicale en pause. Il est prêt. Gisela va lui poser les quatre questions…

… De l'endroit où je me trouve, derrière Gisela et son assistante (qui est en train de filmer), je suis incapable de voir ses mains et d'observer la progression de ses efforts; mais, tout à coup, j'aperçois son visage satisfait qui regarde vers le haut, vers le petit sac transparent contenant le médicament létal qui commence à s'acheminer en lui et qui va lui rendre sa mort. Et je comprends qu'il a réussi à ouvrir la perfusion. Délivrance! Enfin! Il est libre, il va s'élancer dans l'Éternité…

L'assistante cesse de filmer. Je fais reprendre la musique. Gisela s'empare de l'iPad et je me concentre sur Eduardo.

J'ai pris son visage dans mes mains et j'ai déposé sur son front un baiser plein de mon amour. Nos regards se sont pénétrés, puis il s'est assoupi et il a fermé les yeux…

J'ai mis ma main sur sa poitrine et j'ai senti son cœur qui cessait de battre. Il s'en allait…

J'ai repris l'iPad, je suis demeurée tout près d'Eduardo, en communion avec lui, je l'ai regardé partir… et j'ai laissé jouer la chanson jusqu'à la fin. Gisela a discrètement placé une bougie à côté de lui. Des sanglots ont surgi de mon être et ont accompagné la musique jusqu'à la dernière note, des sanglots qui racontaient ma tristesse, mon soulagement, mon émerveillement, la perte de mon fils, ses souffrances et sa délivrance, ma joie devant l'accomplissement d'un chemin incroyablement long et pénible.

Avec mes mains heureuses, avec mes yeux inondés de larmes, avec mon cœur délivré de son oppression, avec mon corps tremblant d'émotion, j'ai parcouru l'enveloppe charnelle d'Eduardo et j'ai replacé tendrement ses pieds et son bras droit qui s'étaient immobilisés dans une attitude un peu grotesque. Il reposait maintenant en paix.

Quand je me suis retournée, je suis tombée dans l'étreinte chaleureuse des personnes qui nous accompagnaient. En me prenant dans ses bras, Gisela m'a dit : « Tu es la meilleure mère que j'ai jamais connue. » Je l'ai remerciée du fond du cœur, car elle nous avait fait, à Eduardo et à moi, le plus beau des cadeaux.

Et puis sont venus des agents de police et le médecin légiste. Je craignais un peu cette rencontre inévitable avec les autorités, mais tout s'est bien passé; en fait, tout s'est déroulé dans le plus grand respect. Les policiers se sont montrés très compréhensifs et, pendant que le médecin légiste procédait à la constatation du décès avec ses stagiaires, ils ont parlé longuement avec Gisela. Sans comprendre ce qu'ils disaient, je voyais qu'ils approuvaient la mission qu'elle s'est donnée, son engagement pour le droit à l'autodétermination et l'aide au suicide qu'elle apporte aux personnes qui en ont besoin.

Par la suite, c'était au tour des pompes funèbres d'arriver sur les lieux. Trois hommes très respectueux venaient chercher le corps d'Eduardo pour l'emmener au cimetière. Ils ont fait preuve de beaucoup de délicatesse. Après m'avoir présenté leurs condoléances, ils m'ont laissée seule dans la pièce où reposait le corps d'Eduardo. Ce sont des instants précieux qui sont gravés en moi pour toujours, mais qu'il m'est difficile de décrire.

En l'espace d'un instant, c'est toute sa vie qui a défilé… De quel droit s'était-on acharné sur son fragile petit corps de six ans quand il est mort subitement le 20 novembre 2002? Comment avait-on osé profaner sa mort de cette façon? Quelle justification pouvait-on donner au martyre qu'il avait vécu?

Après des années de lutte opiniâtre, Eduardo avait enfin trouvé le repos. Il était là qui gisait sur le lit. Son calvaire était terminé. J'étais éblouie par la grandeur de ce qui venait de se passer. Heureuse pour lui, je l'ai contemplé en silence. Et en moi a résonné « Victoire! ».

C'est à huis clos que les hommes des pompes funèbres ont fait leur travail. Pendant ce temps, je suis restée en compagnie de Gisela et de Natascha, qui m'ont expliqué la suite des évènements. Gisela m'a conseillé de me rendre au cimetière avec l'employé des pompes funèbres chargé d'y transporter le corps d'Eduardo. Elle ne voyait pas d'un bon œil que je me retrouve trop vite seule dans ma chambre d'hôtel. En regardant sur une carte virtuelle l'emplacement du cimetière, j'ai pu m'orienter adéquatement. Le trajet à parcourir pour retourner en ville était très simple et ne me prendrait à la marche qu'environ une heure ou une heure et quart, tout dépendant de la vitesse de mes pas. C'était parfait.

Avant de refermer le cercueil, on m'a offert un autre moment d'intimité avec Eduardo. J'en étais reconnaissante. Je l'ai bien regardé, me remplissant les yeux et l'âme de son image. Ses bras avaient été ramenés sur son ventre et entre ses mains jointes, on avait placé une fleur rouge. Il était beau. Je l'ai admiré une dernière fois avec son t-shirt d'amour… Mon fils Eduardo était mort. Alléluia!

Le cimetière était impressionnant : un immense et très beau jardin abrité par de grands arbres protecteurs. Un lieu propice au recueillement. La fourgonnette s'est arrêtée près de l'édifice où le corps d'Eduardo allait passer les trois prochains jours. Comme une ombre, j'ai suivi l'employé des pompes funèbres dans chacun de ses gestes. Après avoir déchargé le cercueil du véhicule, il l'a placé sur un support avec roulettes et l'a conduit à l'intérieur. Je l'ai regardé identifier le cercueil dont il venait de visser le couvercle. Je suis entrée avec lui dans la chambre froide jusqu'à l'endroit précis où il a laissé la bière contenant Eduardo. Ensuite, sur un grand tableau accroché à l'un des murs du corridor avoisinant, il a inscrit « Eduardo Garcia » dans la colonne du 9 septembre 2019, la date fixée pour la crémation. Puis, il m'a raccompagnée à la sortie et m'a quittée avec un sourire discret et une bonne poignée de main.

J'ai traversé le cimetière tout doucement, envahie par un sentiment d'ineffable plénitude. Le soleil était sorti d'entre les nuages qui se dissipaient; il commençait à faire beau. Je suis retournée au centre-ville en longeant le Rhin, avançant dans la nouvelle légèreté de mon être, avec Eduardo non plus sur sa chaise roulante mais en moi. Je lui ai dit : « Cher Eduardo, nous avons réussi! »

Paz a répondu quatre jours plus tard, le dimanche précédent mon retour au pays. Ce jour-là, le temps était gris et maussade. Il a même plu une bonne partie de l'après-midi. Mais le message de Paz est venu, en quelque sorte, illuminer ma journée. Elle nous expliquait qu'elle faisait un voyage en famille dans le nord de l'Espagne. Si elle n'avait pas répondu mercredi dernier, ai-je pensé, c'était certainement parce que son téléphone était éteint ou en mode avion. Elle demandait comment nous allions, elle disait qu'elle pensait à nous, elle semblait enjouée. J'étais contente de la lire. Je lui ai répondu que nous aussi nous étions en voyage et qu'au retour, nous lui raconterions… Tu vois, Eduardo?, elle a répondu et elle t'embrasse!

Le lundi 9 septembre 2019, M. Arnold Meyer, le directeur des pompes funèbres, est venu me chercher à l'hôtel vers 9 h 15. Avant même de partir pour la Suisse, j'avais transmis à Gisela mon désir d'être présente lors de la crémation, et elle s'était chargée de prendre les arrangements nécessaires.

À l'entrée de l'édifice où se trouvaient les fours crématoires, nous avons attendu, le directeur et moi, qu'on apporte le cercueil d'Eduardo. L'homme en charge de la crémation, qui s'exprimait en anglais, m'a demandé si je voulais voir le défunt une dernière fois. Je lui ai répondu que oui, bien sûr. Alors ils ont placé le cercueil juste devant le four crématoire, ont enlevé le couvercle et se sont éloignés pour respecter ce moment intime et sacré.

J'étais devant la dépouille de mon fils. Je me suis penchée sur lui et, profondément émue, je l'ai touché. Il était dur et froid. Les pétales de la fleur qu'il avait dans ses mains s'étaient affaissés, mais tenaient toujours sur la tige. Je pouvais suivre sur les bras d'Eduardo le trajet de tous ses vaisseaux sanguins dont la couleur violacée contrastait fortement avec la pâleur de sa peau. Sa tête s'était légèrement inclinée vers la droite, ses joues étaient creusées. L'expression presque solennelle qui s'était figée sur son visage m'a transpercée. Tout son corps s'était solidifié, mais c'était lui, Eduardo. Je n'ai pu retenir mes larmes qui ont jailli soudainement, je lui ai chanté une chanson d'amour en espagnol — une mélodie que j'avais entendue si souvent, surtout au cours des dernières semaines —, et j'ai prié.

Et puis, mes prières terminées, j'ai fait signe aux employés des pompes funèbres et ils sont venus préparer le cercueil. Je me suis retirée à une certaine distance, comme le responsable me l'avait indiqué, et je me suis placée tout près du mur faisant face au four crématoire. En un seul cliché, la porte du four s'est ouverte, le cercueil s'y est engouffré et, avant même que la porte ne se referme, de puissantes flammes s'en sont emparé. En quelques heures à peine, le corps d'Eduardo allait devenir poussière, des cendres que je disperserais selon son désir et qui s'incorporeraient au reste de l'univers. Je suis demeurée quelques instants de plus seule, devant le four, en silence, recueillie, éblouie, émerveillée.

Quand nous avons quitté le cimetière, le soleil brillait avec force dans un ciel presque immaculé. M. Meyer m'a reconduite chez Gisela, dans une petite localité tout près de la frontière avec la France, où l'on m'attendait pour le dîner. Comme nous sommes arrivés tôt, j'ai eu le temps de faire une longue promenade dans la région boisée qui entourait le petit quartier résidentiel. En contact avec la nature, plongée dans la paix bienfaisante de la forêt qui m'enveloppait, je me sentais bien, légère, tendrement accompagnée. J'ai médité et j'ai parlé avec Eduardo… Je suis rentrée alors que Gisela se mettait à préparer le repas. Pendant qu'elle cuisinait, nous avons bavardé comme de vieilles amies. J'avais une demande spéciale à lui faire : je voulais si possible repartir avec une copie des deux vidéos réalisés le jour de la MVA d'Eduardo. Sachant qu'elle n'y verrait aucun inconvénient, j'avais apporté une clé USB. Son assistante s'est chargée d'y transférer les films en question, des souvenirs audiovisuels qui transformaient ma clé USB en objet très précieux.

Après le délicieux dîner que nous avons partagé avec son assistante et sa secrétaire, Gisela m'a emmenée en voiture jusqu'à la station de tramway. C'était là que nos chemins se séparaient. Une fois descendues du véhicule, nous sommes tombées dans les bras l'une de l'autre pour nous dire au revoir. Je lui ai réitéré la profonde gratitude que je ressentais pour ce qu'elle avait fait pour mon fils. Grâce à elle, il avait pu se libérer de sa souffrance. Oui, cette MVA, c'était ce qu'il voulait, c'était la plus belle chose qui pouvait arriver. Je lui en serais éternellement reconnaissante. Elle m'a rétorqué que ça devait « se passer comme ça, sinon un drame allait avoir lieu au Québec ». En effet, après nous avoir rencontrés au mois de mai, elle savait ce qu'Eduardo m'avait demandé de faire s'il n'obtenait pas le suicide assisté et elle savait aussi que j'avais la force de mener son projet à terme même dans la clandestinité.

Nous nous sommes embrassées chaleureusement, puis elle est remontée dans sa voiture et a filé en vitesse vers le lieu de son rendez-vous. Moi, après quelques minutes d'attente, je suis montée dans le tramway qui me ramenait à Bâle, heureuse de cette dernière journée en terre suisse.

À l'hôtel, mes bagages étaient prêts. Le lendemain, je prenais l'avion pour retourner au Canada… en chaise roulante!

Au terme de son combat

Eduardo s'est rendu en Suisse pour qu'on l'aide à mettre fin à ses jours. Si on avait respecté la vie d'Eduardo, il serait mort naturellement le 20 novembre 2002. C'est-à-dire que si on ne l'avait pas réanimé, Eduardo aurait pu mourir en paix et sans douleur. Mais les médecins sont intervenus et l'ont réanimé. En conséquence, il a souffert horriblement pendant toute la vie qu'on lui a imposée et s'est vu obligé de recourir au suicide assisté pour se libérer de ses souffrances et récupérer sa mort.

Eduardo n'aurait jamais eu à se suicider si les médecins avaient respecté sa vie. Il faut prendre conscience de cela.

Combien de personnes se retrouvent, comme Eduardo, dans des situations insoutenables en raison de l'intervention médicale? Eduardo, lui, a eu la chance — si on peut dire — de pouvoir formuler sa demande d'aide à mourir. Mais combien de personnes sont obligées d'endurer le sort que d'autres leur ont réservé? Dans une société comme la nôtre, menée par la technologie et les protocoles de toutes sortes, on se doit d'offrir l'aide médicale à mourir d'une façon beaucoup plus souple que celle qui est décrite dans la loi.

Ce qui me fait mal, ce n'est pas tant qu'Eduardo soit mort, mais plutôt qu'il ait souffert pendant toutes ces années. Ce sont toutes ces années interminables de lutte douloureuse et incessante qui me déchirent le cœur. Que j'aie dû le regarder mourir chaque jour, c'est ça qui me fait mal. Pendant tout le processus de libération d'Eduardo, je suis retournée sans cesse, malgré moi, au point de départ — sa réanimation — et j'ai revécu, d'innombrables fois, le calvaire qui a été le sien. Si seulement on l'avait laissé mourir…

Pour Eduardo, le fait qu'on n'ait pas voulu l'entendre a été source d'une grande déception. Il faut dire que nous avions rêvé en couleurs. Eduardo croyait que son histoire intéresserait tout le monde, et moi aussi. Être victime et survivant d'une intervention médicale peu efficace et très risquée, appliquée systématiquement et sans consentement, est-ce que ça ne faisait pas de lui le sujet idéal d'une entrevue ou d'un article? Nous avions donc imaginé qu'on nous inviterait à une émission de télévision pour témoigner ou qu'on pourrait peut-être faire l'objet d'un reportage. Nous étions même allés jusqu'à pratiquer nos réponses à d'hypothétiques questions posées par un présentateur imaginaire. Peine perdue.

À partir du moment où Eduardo m'a fait sa demande de suicide assisté, il était devenu préférable de ne pas attirer l'attention sur son histoire, afin d'éviter que qui que ce soit ne puisse interférer dans son projet. En dépit de cela, quand notre livre est sorti en version française, je n'ai pas pu m'empêcher d'envoyer, à cinq émissions de Radio Canada, un exemplaire du livre accompagné d'une lettre de présentation. C'était, de ma part, un geste spontané, un risque ignoré, une tentative désespérée (peut-être?) de capter l'intérêt d'un journaliste et d'offrir à Eduardo le cadeau qu'il méritait : être entendu.

Cependant, cela n'est pas allé très loin, car je n'ai reçu aucune réponse. Absolument aucune réponse. Étant donné les circonstances, c'était mieux ainsi. Mais à quoi devais-je attribuer ce silence? Le livre était-il tombé à un mauvais moment? Les journalistes étaient-ils débordés de travail ou concentrés sur des enjeux plus importants? Les agendas étaient-ils déjà pleins? Pourquoi ignorait-on ce récit bouleversant et si révélateur sur les réalités et les conséquences de la RCP? Estimait-on que ce témoignage de survivant était trop dérangeant, trop menaçant pour le statu quo? Ce n'était pas la première fois qu'on me répondait par de l'indifférence. Au cours de l'année précédente, j'avais communiqué avec plusieurs personnes occupant des postes de direction — dans le pays d'origine d'Eduardo —, et presque toutes mes interventions étaient restées lettre morte. Ce nouveau silence ne m'étonnait pas. Je savais ce qu'il signifiait : on me faisait comprendre, une fois de plus, que mon fils était un dommage collatéral. Quel outrage! Je considérais qu'au nom de la liberté, de l'intégrité, de l'inviolabilité, de la dignité de la personne, on devait faire connaître cette histoire vécue. À ce moment-là a surgi en moi une question que je me pose encore aujourd'hui :

« Ici RDI, quoi qu'il arrive », ça veut dire quoi au juste?

Maintenant qu'Eduardo s'est libéré, qu'on ne peut plus lui nuire d'aucune façon, j'ai les coudées franches et je peux crier ma révolte devant l'inacceptable, l'injustifiable.

Une petite voix intérieure insistait pour que je m'exprime avec tact et délicatesse, mais je l'ai vite fait taire, préférant utiliser un ton aussi tranchant que celui d'Eduardo, qui disait : « Les médecins devraient vivre tout ce que, moi, j'ai vécu pour comprendre. » Il avait raison. Que s'imaginent-ils, les médecins? Qu'ils sont là pour « sauver des vies » à tout prix? Qu'ils ont le droit de mettre en péril le bien-être de quelqu'un en appliquant des protocoles agressifs (au cas où ça fonctionnerait) parce qu'ils veulent l'empêcher de mourir? Ils feraient mieux de descendre de leur piédestal et cesser de se prendre pour des dieux. Un bon bain d'humilité ne leur ferait pas tort non plus. Les médecins ne sont pas au service de la vie mais bien au service des personnes dans le besoin. Leur principale mission est de s'occuper de leurs patients dans le cadre d'une relation ouverte et honnête, en cherchant toujours leur plus grand bien-être. *Primum non nocere.*

Après tout ce que j'ai vécu avec Eduardo, je ne peux m'empêcher de faire un parallèle entre l'aide médicale à mourir (AMM) et la réanimation cardio-pulmonaire (RCP), cette dernière étant un très bon exemple d'aide médicale à souffrir. Pourquoi tant de réticence face à l'AMM et aucune face à la RCP? Pourquoi tant de conditions à remplir pour une personne souffrante qui prend une décision pour sa vie à elle? Et pourquoi aucune mesure de sauvegarde en ce qui concerne la RCP, une intervention qui n'est pas choisie sciemment mais appliquée de façon systématique à beaucoup de personnes selon des protocoles préétablis? Pour l'AMM, on exige l'application à la lettre du consentement éclairé; pour la RCP, par contre, aucun consentement n'est requis et il arrive même parfois qu'on passe outre à une ordonnance de ne pas réanimer. Jusqu'à quel point est-elle éclairée, cette décision (prise par les autorités médicales) d'imposer la RCP à presque toutes les personnes qui meurent subitement, en présumant de leur consentement? Pourquoi tant de précaution et de consultation avec l'AMM et si peu de questionnement au sujet de la RCP? Pourtant, les conséquences de la RCP sont aussi irréversibles que celles de l'AMM, sans compter que la RCP coûte très cher en souffrance humaine.

L'histoire d'Eduardo est un témoignage en or qui vient nous rappeler que tout être humain est intouchable, que la mort fait partie de la vie, qu'elle appartient à chaque personne et qu'elle doit être respectée. Comme tant d'autres, Eduardo était une victime de la technologie médicale, un dommage collatéral de l'action humaine irréfléchie, aveuglée par une arrogance incroyable. Et aussi un dommage collatéral d'une pratique médicale qui manque de vérité. Être un dommage collatéral d'un plan d'action systématisé par les services de santé, n'est-ce pas là quelque chose de complètement inacceptable, quelque chose de condamnable? Le parcours extraordinaire d'Eduardo nous pousse à regarder la réalité en face et à nous interroger sur le bien-fondé de la réanimation cardiopulmonaire, une intervention qui, indéniablement, porte atteinte à la dignité de la personne.

Au sujet de la RCP

Eduardo a péniblement cheminé sur des sentiers douloureux, étrangers au destin qui était le sien; il a traversé des épreuves inimaginables et enduré ce que personne ne souhaiterait devoir affronter; il a vécu une vie de souffrances constantes dont personne ne voudrait jamais. Au terme de son combat, je n'ai pas le droit de me taire. J'ai la responsabilité de dénoncer la mise en œuvre universelle de la réanimation cardiopulmonaire (RCP), une situation qui ne se justifie d'aucune façon, ni sur le plan médical ni sur le plan éthique.

Le mythe. Tout a commencé un jour, au début des années soixante, quand certains médecins-chercheurs ont réussi à faire repartir le cœur de quelques patients au moyen du massage cardiaque externe. Après la divulgation de leurs résultats, selon lesquels 14 patients sur 20 s'en étaient remis complètement, on s'est vraiment emballé. Sans prendre en considération les conditions dans lesquelles ces personnes avaient été réanimées (en salle d'opération, en raison de complications dues à l'anesthésie), on s'est empressé d'associer la nouvelle technique à la ventilation bouche à bouche pour créer la RCP telle qu'on la connaît aujourd'hui. On croyait avoir trouvé le moyen de sauver des personnes de la mort! Depuis lors, l'enthousiasme n'a jamais tari au sein de la communauté médicale. On a commencé — et on persiste encore — à utiliser la RCP chez toutes les personnes faisant un arrêt cardiaque, indépendamment de leur état de santé ou de leurs circonstances personnelles. On a transformé l'arrêt cardiaque en condition soignable et, très rapidement, la RCP est devenue une procédure universelle et incontestable, la procédure à adopter par défaut devant tout arrêt cardiaque. Dès le début de son utilisation à grande échelle, on a pourtant constaté le faible taux de succès de la RCP (moins de 10 % de survie) et les graves dommages cérébraux qu'elle cause chez les survivants, ce qui, au lieu d'aboutir à une remise en question des protocoles d'intervention établis, a plutôt été source de motivation pour poursuivre la recherche clinique dans le domaine. On a inventé la fameuse « chaîne de survie » et, avec des campagnes de sensibilisation et des slogans bien pensés, on a encouragé la population à apprendre les manœuvres de RCP, tout cela dans un effort pour augmenter les taux de survie — qui, dans les faits, n'ont pas varié notablement au fil des décennies. De façon assez pernicieuse, un véritable mythe s'est tissé autour de la réanimation cardiopulmonaire, de telle sorte qu'énormément de gens pensent que la RCP fonctionne bien dans la plupart des cas et que les personnes réanimées retrouvent la vie qu'elles menaient avant l'arrêt cardiaque. Tout le monde semble convaincu que l'arrêt cardiaque est un problème de santé et qu'en appliquant la RCP, on sauve des vies. Non seulement les médias mais aussi les médecins, les chercheurs, les sociétés scientifiques et les différents organismes officiels ont tous contribué (et continuent de le faire) à cette situation. De plus, un peu partout dans le monde, les législations ont emboîté le pas. Ici, au Québec, les protocoles d'intervention en RCP sont fortement protégés – pour ne pas dire sanctionnés – par certaines dispositions légales, c'est-à-dire l'article 13 du Code civil du Québec, qui permet d'intervenir sans consentement en cas d'urgence, et l'article 2 de la Charte des droits et libertés, qui garantit le droit d'être secourue à toute personne dont la vie est en péril. Par ailleurs, on a banalisé la RCP à un point tel qu'on en a rendu l'apprentissage obligatoire pour les étudiants du secondaire et que bientôt, il en sera de même pour les élèves du primaire! Faisant fi des maigres résultats obtenus avec la RCP, on s'est organisé pour transmettre le message que tous ensemble, nous pouvons – nous devons – sauver des vies! Et on a réussi. Le mythe de la RCP est présent partout. Mais qu'en est-il exactement?

La réalité. Tout d'abord, quand on parle de RCP, il faut savoir qu'on parle de la mort. Parce que l'arrêt cardiaque, c'est la mort. Les signes et symptômes permettant de diagnostiquer l'arrêt cardiaque sont les mêmes que ceux que les médecins ont traditionnellement utilisés pour constater la mort. L'arrêt cardiaque n'est pas une maladie, un dérèglement électrique ou une défaillance passagère du cœur; ce n'est pas une pathologie quelconque qu'on peut guérir. Quand le cœur s'arrête, la personne décède et c'est le début du processus de sa mort. Lorsque l'arrêt cardiaque survient de façon inattendue et soudaine, on parle de mort subite. S'il est vrai qu'avec le développement de la RCP, on a convenu de considérer l'arrêt cardiaque non plus comme la mort, mais comme un évènement pathologique d'urgence vitale, cette manipulation sémantique des concepts ne change rien à la réalité. La mort, c'est toujours la mort. Et avec la RCP, ce qu'on essaie de faire, c'est de contrer la mort.

La RCP, un ensemble de manœuvres visant à renverser l'arrêt cardiaque, peut être décrite comme une « attaque brutale », violente et sanglante sur une personne qui vient de mourir. Le traumatisme infligé à tout son corps est majeur : des côtes fracturées, des dents cassées, des blessures aux voies respiratoires et à d'autres organes internes (incluant le cœur), des pneumonies, des hémorragies et un choc généralisé. Mais la lésion la plus grave, celle qui détermine le pronostic du patient, est l'atteinte cérébrale dévastatrice qui se produit avec les manœuvres de réanimation. La RCP est une intervention qui échoue dans 70 à 98 % des cas; et quand elle réussit (c'est-à-dire qu'il y a récupération d'un pouls), la personne est admise à l'Unité des soins intensifs pour recevoir des soins vitaux avancés selon des protocoles agressifs — et non dénués d'effets secondaires indésirables — qui n'offrent qu'un bien mince espoir de récupération.

Les résultats. Dans les articles scientifiques sur le sujet, on parle de survie à l'arrêt cardiaque extra-hospitalier. Il est faux de s'exprimer ainsi, puisqu'il ne peut y avoir de survie à la mort. Chez 40 à 50 % des personnes qui meurent subitement, aucune manœuvre de réanimation n'est entreprise car on les considère mortes depuis trop longtemps. La survie observée est due au fait qu'on intervient avec la RCP et que par la suite, à la fin d'un séjour plus ou moins long aux soins intensifs, certaines personnes finissent par ne pas mourir. En réalité, on devrait parler de survie à la RCP. De fait, les taux de survie qu'on rapporte dans les études et les articles journalistiques se réfèrent au pourcentage de personnes qui survivent parmi celles chez qui on a entrepris des manœuvres de RCP. Quels sont les résultats? De toutes les personnes qu'on tente de réanimer, la majorité (70 à 75 %) meurt sur le terrain ou à l'urgence. Parmi celles qui récupèrent un pouls et sont soumises à des mesures de maintien des fonctions vitales, la mortalité est également très élevée, soit de 65 à 70 %. Les résultats publiés — manipulés dès le départ et calculés à très court terme — varient beaucoup selon les études, les hôpitaux et les régions du monde; mais globalement, la survie moyenne n'atteint pas 8 % pour les arrêts cardiaques extrahospitaliers traités par la RCP.

Il est à souligner que toutes les personnes dont l'arrêt cardiaque survient dans certaines circonstances (traumatisme, noyade, intoxication, pendaison, électrocution, asphyxie) sont exclues des taux de survie rapportés dans les études sur l'arrêt cardiaque extrahospitalier, lesquelles se concentrent sur les arrêts cardiaques d'origine purement cardiaque. En plus, beaucoup de personnes sont perdues lors du suivi et sont elles aussi exclues des résultats. Cela signifie que les taux réels de survie à la RCP sont fort probablement inférieurs à ceux qui sont publiés.

Par ailleurs, plusieurs facteurs font diminuer les chances de survie à la RCP, entre autres l'absence de témoin, un rythme initial non défibrillable, la non-récupération du pouls sur le terrain (ou une récupération tardive du pouls) et se trouver à la maison lors de l'arrêt, sans oublier l'existence de pathologies pré-arrêt, comme l'insuffisance cardiaque ou hépatique, le diabète, l'hypertension artérielle, une dyslipidémie, une maladie rénale ou pulmonaire, ou un cancer métastatique. Étant donné les multiples facteurs qui entrent en jeu, il est très difficile de faire une prédiction. Néanmoins, certaines données ressortent clairement des études menées jusqu'à maintenant. On sait, par exemple, que le pronostic demeure très sombre (survie de moins de 2 %) pour la majorité des personnes qui ne récupèrent pas le pouls sur le terrain et que les chances de survie ne dépassent pas 0,5 % pour les personnes qui répondent aux trois critères suivants : 1) le personnel des services d'urgence n'est pas témoin de l'arrêt, 2) aucun choc de défibrillation n'est administré et 3) il n'y a pas de retour du pouls sur le terrain.

Prenons quelques exemples en arrondissant le taux de survie à 10 %. Supposons qu'une personne fait un arrêt cardiaque en présence d'un témoin. Ses chances de survie sont, en théorie, de 10 % avec l'intervention des services d'urgence, mais vont varier en fonction du rythme cardiaque détecté initialement : si elle est trouvée en fibrillation ventriculaire (rythme défibrillable, présent dans seulement 20 à 25 % des cas), les chances de survie peuvent atteindre 30 %; mais si elle est trouvée en asystolie (rythme non défibrillable), elle n'a à peu près aucune chance de survivre, soit entre 1 % et 2 %. Imaginons maintenant une femme d'environ 65 ans qui est trouvée inconsciente, sans réaction et sans pouls par un passant. Ce dernier avertit les services d'urgence et commence à lui pratiquer des manœuvres de RCP. Quelles sont les chances pour cette femme, après avoir été réanimée, de s'en sortir en bon état et avec une fonction cérébrale normale? Pas plus de 2 %.

Il est important de se rappeler que même si la fibrillation ventriculaire est associée à de meilleures chances de survie, les efforts de réanimation chez la plupart des personnes présentant ce rythme se soldent par un échec (environ 70 % de mortalité). Disons aussi qu'il y a une sous-catégorie de victimes qui ne sont pas déclarées mortes malgré la persistance des signes cliniques de la mort après 20 ou 30 minutes de RCP, mais qu'on considère plutôt comme étant en « arrêt cardiaque réfractaire »! Ces personnes sont transportées si possible dans un hôpital spécialisé où elles sont soumises à des interventions précises visant à les arracher à la mort, une approche qui aboutit à peu de survivants, beaucoup d'entre eux en très mauvais état. Que dire? Cela dépasse l'entendement!

Au bout du compte, pour « sauver » la vie de quelques personnes seulement, il faut en « torturer » des dizaines d'autres : celles qui meurent à plus ou moins brève échéance à partir du début des manœuvres de RCP et aussi celles qui survivent à la RCP mais demeurent dans une situation insoutenable. Quel est le fondement éthique d'une telle pratique?

Le pronostic. Il ne suffit pas de survivre. Encore faut-il survivre bien. Un fait assez étonnant : pendant longtemps, les médecins-chercheurs se sont concentrés sur les taux de survie sans trop se préoccuper de l'état neurologique des survivants. Depuis que cet aspect est pris en considération, ils s'efforcent d'échafauder un outil utile pour la détermination du pronostic. Cependant, ils ont mis l'accent sur le pronostic négatif : ils essaient de déterminer avec 100 % de certitude quelles sont les personnes dont le pronostic est négatif, c'est-à-dire celles qui vont évoluer vers la mort ou une atteinte neurologique sévère, celle-ci se traduisant par le coma, l'état végétatif ou le handicap grave. Conséquence? Beaucoup de victimes sont inutilement soumises à des traitements de maintien des fonctions vitales pendant plusieurs jours (parce qu'elles ne satisfont pas aux critères établis pour prédire un pronostic négatif) et finissent par sortir de l'Unité des soins intensifs dans une situation désastreuse, pire que la mort.

De toute évidence, les médecins-chercheurs font fausse route. Premièrement, parce que la certitude n'existe pas, ni en médecine ni dans la vie en général. Deuxièmement, parce que ne considérer que la mort et l'atteinte neurologique sévère comme pronostic négatif ne reflète pas la réalité. Il y a tout un éventail de situations cliniques, très pénibles et pas du tout souhaitables, qui devraient être incluses dans le pronostic négatif et dont les gens devraient être mis au courant. Et troisièmement, parce qu'il s'agit d'une attitude qui va à l'encontre de toute éthique. Il est injustifiable de jouer avec la vie des gens de cette façon.

Pourquoi les médecins-chercheurs n'ont-ils pas choisi de se centrer sur le pronostic positif? Et puisqu'ils tiennent tant à être certains avant d'agir, pourquoi ne pas chercher à identifier avec 100 % de certitude les personnes qui ont un pronostic positif? Pourquoi ne pas limiter les interventions aux seules personnes qui ont toutes les chances de survivre bien? Cela pourrait épargner des traitements inhumains à une foule de victimes.

Les conséquences. Comment s'en sortent les survivants de RCP? Il y a apparemment certaines personnes qui reprennent leur vie d'une manière satisfaisante : celles dont on se sert pour faire de la publicité autour de la RCP, des exceptions qui ont eu de la chance. De toutes les autres, on ne nous dit rien. Nombreux sont les médecins-chercheurs qui affirment que la plupart des survivants sont « neurologiquement indemnes », mais c'est faux. Ils se permettent de dire cela parce qu'ils considèrent comme tels tous ceux et celles qui se trouvent dans les catégories 1 et 2 de l'échelle d'évaluation CPC (*Cerebral Performance Categories*). Les personnes classées dans ces deux catégories peuvent présenter soit des déficiences neurologiques ou psychologiques mineures, comme une dysphasie légère, une hémiparésie non invalidante ou l'anomalie mineure de nerfs crâniens; soit un handicap modéré, c'est-à-dire une hémiplégie (paralysie de la moitié du corps), des convulsions, de l'ataxie (problèmes d'équilibre et de coordination), de la dysarthrie (difficulté de la parole), ou encore des altérations permanentes de la mémoire ou d'autres processus mentaux. Il s'agit de graves séquelles qui diminuent considérablement la qualité de vie. En outre, la fatigue, les déficits cognitifs à long terme et les problèmes émotionnels sont fréquents chez tous ces survivants, et beaucoup d'entre eux doivent lutter pour retourner au travail et renouer avec une vie sociale significative.

Qu'en est-il des survivants qui se trouvent dans les catégories 3 et 4 de l'échelle d'évaluation? À en croire les résultats d'un grand nombre de médecins-chercheurs, ils représentent entre 20 % et 30 % des survivants. Cette proportion s'élève toutefois jusqu'à 50 % d'après plusieurs autres auteurs, ce qui est certainement un meilleur reflet de la réalité. Les personnes dans la catégorie 3 sont conscientes mais lourdement handicapées : elles ne peuvent vivre seules et ont besoin d'aide pour tout; et celles dans la catégorie 4 sont en état végétatif ou dans le coma. Des dommages collatéraux, comme Eduardo, dont on préfère ne pas parler.

Par ailleurs, il n'y a pas que les survivants de RCP qui souffrent. Pour leurs partenaires de vie et les membres de leurs familles, la vie n'est plus la même. Ils sont accablés de nouvelles responsabilités (soins, supervision, accompagnement, etc.) à l'égard de leur proche diminué, et sont souvent confrontés à des problèmes de dépression, d'anxiété et de stress post-traumatique.

On nous parle des ressources dans la communauté pour pourvoir aux besoins particuliers des survivants. Mais quelles sont-elles? Il y a un manque épouvantable de ressources! D'ailleurs, existe-t-il vraiment une volonté de venir en aide à toutes ces victimes neurologiquement atteintes? Dans les deux dernières années de vie d'Eduardo, nous avons perdu notre soutien à domicile. La personne qui venait nous aider 18 heures/semaine avait trouvé un meilleur emploi du temps, et nous n'avions pas réussi à la remplacer. Aucun intervenant des Services sociaux ne nous a appelés ou est venu à la maison pour faire un suivi et vérifier comment nous allions. Comme Eduardo ne coûtait rien au système…

Le bénéfice. L'objectif prioritaire de tout traitement médical est d'apporter un bénéfice au patient. En tant qu'agent moral, le médecin doit agir autant que possible pour sauvegarder la santé et soulager les souffrances de son patient — pas en causer! —, et ce, toujours dans le respect de la personne. Il doit donc offrir à son patient des options thérapeutiques qui vont contribuer à son bien-être. Sauver la vie à tout prix ne fait pas partie des prérogatives du médecin.

Une intervention médicale appropriée en est une qui offre un espoir raisonnable d'amélioration sans causer d'effets secondaires délétères et dont le rapport bénéfice/risques est nettement favorable pour le patient. Si la RCP offrait des chances de survie de 90 % et ne produisait pas les multiples problèmes médicaux et handicaps dont souffrent les survivants, on pourrait la considérer appropriée. Encore là, il faudrait obtenir le consentement avant de l'appliquer puisqu'il s'agit de s'immiscer dans le processus de mort d'une personne, un évènement transcendant et profondément intime.

La réalité est telle que ni du point de vue médical ni du point de vue éthique, on ne peut objectivement qualifier la RCP de bénéfique, ni justifier son utilisation systématique. Malgré cette évidence, les recommandations internationales en matière de réanimation se maintiennent, et les médecins-chercheurs s'évertuent à atteindre un consensus sur ce qui devrait être considéré comme un résultat satisfaisant. Un consensus pour une question aussi personnelle que la qualité de vie?! N'est-il pas évident que pour apporter un bénéfice au patient, la RCP devrait lui rendre sa vie telle qu'il la connaissait? Survivre en ayant perdu la capacité de poursuivre son projet de vie ou en étant totalement dépendant d'autrui ne constitue pas un bénéfice pour le patient. C'est pourtant ce qui attend une bonne partie des survivants de RCP.

Étant donné le désolant panorama offert par la RCP, il est essentiel de fournir à chaque personne toute l'information pertinente afin qu'elle puisse choisir elle-même les risques qu'elle désire courir. Ainsi chaque citoyenne et citoyen pourrait facilement faire connaître sa volonté d'être réanimé au moyen de la carte d'assurance-maladie.

L'urgence. L'article 13 du Code civil du Québec stipule : « En cas d'urgence, le consentement aux soins n'est pas nécessaire lorsque la vie de la personne est en danger ou son intégrité menacée et que son consentement ne peut être obtenu en temps utile. » D'accord. Mais l'arrêt cardiaque n'est pas une condition aiguë potentiellement fatale. La mort ne met pas la vie de la personne en danger, pas plus qu'elle ne menace son intégrité. Ce sont les manœuvres de RCP qui font cela, qui plongent la personne dans une horrible situation prolongeant le processus de la mort ou menant éventuellement à des lésions corporelles graves et permanentes.

Curieusement, tout le monde semble avoir escamoté l'alinéa 2 de l'article 13 du Code civil : « **Il [le consentement] est toutefois nécessaire** lorsque les soins sont inusités ou devenus inutiles ou **lorsque**

leurs conséquences pourraient être intolérables pour la personne. » (le gras des caractères est un ajout personnel) C'est justement le cas de la RCP. Il s'ensuit qu'elle ne devrait être appliquée qu'aux personnes qui consentent à une telle procédure. L'urgence ne donne certainement pas le droit de placer quelqu'un dans une situation pire que sa mort naturelle.

D'ailleurs, ce prétexte de l'urgence en cas de mort subite ne tient plus la route aujourd'hui. Après plus de 50 ans de réanimation cardiopulmonaire et d'études de toutes sortes, on connaît amplement la question et on sait que les résultats de la RCP sont médiocres. Ce qui s'impose d'urgence, par contre, c'est de dire toute la vérité à la population.

Le droit au secours. Selon l'article 2 de la Charte des droits et libertés de la personne, « tout être humain dont la vie est en péril a droit au secours ». Il me faut le redire : une fois la mort survenue, la vie n'est plus en péril. Elle se termine tout simplement. Porter secours à quelqu'un en détresse va de soi, bien sûr, quand, par exemple, la personne est blessée, fait une réaction allergique ou est coincée quelque part, ou encore quand elle est inconsciente mais vivante. Cependant, quand la personne vient de mourir, elle n'a pas besoin d'être secourue. Et elle n'a pas besoin non plus qu'on vienne impunément profaner sa mort.

N'oublions pas par ailleurs que toute personne a le droit de refuser qu'on lui porte secours. La volonté anticipée d'une personne de ne pas être réanimée, laquelle peut être émise dans un document personnel (ex : une lettre, un bracelet médical ou une carte pour le portefeuille), s'applique partout et doit être respectée par tout le monde, sans exception. Il faut s'assurer cependant qu'elle soit facilement accessible, si non on se fait réanimer sans consentement!

Comment la RCP, une intervention si peu efficace et si néfaste, en est-elle venue à faire partie des protocoles obligatoires de premiers soins et à être ainsi protégée par la loi? Cela m'échappe encore.

Je peux comprendre que certaines personnes veuillent vivre à tout prix, alors qu'elles se fassent réanimer. À leurs risques et périls! Mais, de grâce, est-ce qu'on ne pourrait pas laisser en paix ceux et celles qui préfèrent mourir de leur belle mort?

La dignité. Le droit à la vie est indissociable de la dignité inhérente à tout être humain, et de cette dignité découlent tous les droits protégés par la Charte des droits et libertés de la personne. L'objectif de sauver des vies ne peut ignorer cette réalité absolue et intouchable qu'est la personne dans toute sa dignité.

La dignité humaine est une réalité difficile à cerner. Il suffit pourtant d'en être privé, ne serait-ce qu'un tout petit peu ou de façon temporaire, pour comprendre ce que c'est. Il est indéniable qu'à la dignité de la personne se trouvent inextricablement liées les notions de liberté, d'autonomie, d'intégrité et d'inviolabilité.

Il y a atteinte à la dignité quand quelqu'un perd la capacité de faire des choix personnels fondamentaux. Il y a atteinte à la dignité quand quelqu'un perd sa liberté ou la capacité d'exercer ses droits. Il y a atteinte à la dignité quand quelqu'un perd la maîtrise de son corps ou est mutilé en raison d'une intervention quelconque. Il y a atteinte à la dignité quand quelqu'un ne peut plus jouir d'aucune intimité ou vie privée. Il y a atteinte à la dignité quand la vie, et donc la mort, de quelqu'un n'est pas respectée.

Attention! Une personne, quelles que soient ses circonstances, ne perd jamais sa dignité. Cependant, dans les situations où il y a atteinte à la dignité, la personne est touchée dans ce qu'elle a de plus précieux. Certaines personnes vivent très bien malgré plusieurs atteintes à la dignité, et d'autres ne peuvent absolument pas le supporter. Chaque personne est unique et doit être respectée.

Avec la mise en œuvre universelle de la RCP, on a décidé qu'on allait sauver des vies. Mais à quel prix? Sauver des vies en ramenant les victimes dans n'importe quel état? S'acharner à faire repartir des cœurs en faisant abstraction des personnes? C'est ça, sauver des vies? Que fait-on de la dignité inhérente à tout être humain? C'est justement en vertu de cette dignité qu'on n'a pas le droit de s'ingérer dans la vie de quelqu'un! La vie vaut-elle la peine d'être vécue quand la dignité est compromise? C'est à chacun et chacune d'en décider.

Par conséquent, aucune intervention médicale ayant le potentiel de porter atteinte à la dignité humaine — donc aucune réanimation — ne devrait être entreprise sans le consentement éclairé (réellement éclairé) et explicite de la personne ou de son représentant légal.

La fin de vie. La Loi québécoise concernant les soins de fin de vie, entrée en vigueur le 10 décembre 2015, envisage la prestation des soins de fin de vie dans la reconnaissance et le respect des droits et libertés de la personne et détermine, entre autres, que « la personne en fin de vie doit, en tout temps, être traitée avec compréhension, compassion, courtoisie et équité, dans le respect de sa dignité, de son autonomie, de ses besoins et de sa sécurité ».

Malheureusement, beaucoup de personnes mourantes ou en fin de vie ne sont pas traitées avec le respect qui leur est dû. Je pense, bien entendu, aux personnes qui meurent subitement, comme Eduardo, mais aussi à celles agonisant sur les lieux d'un grave accident. Qu'arrive-t-il à toutes ces personnes? Elles sont implicitement mais sûrement exclues de ce qu'on appelle la fin de vie — qui n'a pas été définie par le législateur —, et elles se retrouvent victimes d'un acharnement thérapeutique absurde, non fondé et irrespectueux de leur personne.

Pourtant, les personnes qui meurent subitement sont des personnes en fin de vie. Il faudrait le reconnaître. Elles ont le droit de mourir subitement et d'être respectées dans leur fin de vie, d'être respectées dans la mort qui leur appartient. Moi, je ne connais personne qui aimerait passer les derniers jours de sa vie dans une Unité de soins intensifs. La Loi concernant les soins de fin de vie devrait s'appliquer, sans discrimination, à toutes les personnes en fin de vie, pas seulement à celles qui sont vieilles et en phase terminale d'une maladie incurable.

L'information. Il faut dire les choses telles qu'elles sont. Les gens ont le droit de recevoir une information complète, véridique et sans filtre à propos de la RCP, et les médecins ont le devoir de la leur fournir. À l'ère moderne des communications, il est tout à fait inacceptable de perpétuer l'état de désinformation dans lequel se trouve la population.

Quand on dit aux gens que les chances de survie peuvent doubler s'ils appliquent la RCP, il faut leur dire aussi ce que cela signifie : que les chances de survie passent, par exemple, de 2 % à 4 % ou de 8 % à 16 % seulement. Encourager les gens à appliquer la RCP sans leur expliquer les graves dommages provoqués par la réanimation, c'est manquer d'honnêteté. Faire croire qu'avec la RCP, on sauve des vies sans préciser clairement les résultats possibles, c'est tromper les gens. Ne pas parler explicitement des pénibles situations dans lesquelles se retrouvent les survivants, c'est cacher la vérité. Entraîner la population dans une « chaîne de survie » au fil et au bout de laquelle une multitude de personnes souffrent inutilement et sans consentement, c'est manquer d'intégrité. Ne divulguer que des fragments d'information hors contexte, c'est manquer à un devoir déontologique élémentaire.

À l'heure actuelle, la plupart des gens surestiment grandement l'efficacité de la RCP et alimentent de faux espoirs. Mais s'ils connaissaient toute l'histoire, comment réagiraient-ils? S'ils savaient à quoi s'attendre réellement, que choisiraient-ils?

Le manque d'information est flagrant, comme le démontrent les nombreuses situations conflictuelles qui se présentent tous les jours dans les hôpitaux quand quelqu'un est admis en état comateux après avoir été réanimé. En plus d'être émotionnellement pénibles pour toutes les personnes impliquées, elles donnent souvent lieu à des affrontements de difficile résolution entre les proches de la victime et les membres de l'équipe soignante. On a tellement insisté sur les soi-disant bienfaits de la RCP qu'il est compréhensible que les proches de la victime s'attendent à d'excellents résultats et insistent pour recevoir un pronostic certain le plus rapidement possible, ce que les intensivistes sont incapables de leur donner. De toute évidence, l'Unité des soins intensifs n'est pas l'endroit idéal pour commencer à discuter honnêtement des conséquences de la RCP. Dans d'autres services hospitaliers ou dans les résidences de soins prolongés, il n'est pas étonnant non plus que des personnes gravement malades, croyant fermement que la RCP est une bonne solution, s'attendent à la recevoir et aillent même jusqu'à l'exiger en dépit de leur mauvais état de santé. On les a convaincues que la RCP sauve des vies, alors pourquoi pas la leur! Elles comprennent mal qu'on leur dise au dernier moment que la RCP n'est pas médicalement appropriée dans leur cas. D'un côté, la directive émise dans beaucoup d'établissements de santé est d'appliquer la RCP dans tous les cas à moins d'une contre-ordonnance explicite; et de l'autre, le jugement clinique du médecin entre parfois en contradiction avec cette directive, ce qui est source d'une grande confusion. Ces situations-là aussi sont très désagréables et conduisent parfois à des poursuites judiciaires absurdes qui ne font que compliquer les choses. Les médecins ne devraient pas attendre d'envisager une ordonnance de non-réanimation pour communiquer ouvertement et avoir des discussions franches avec leurs patients au sujet de la RCP; ils devraient le faire dès le début de leur prise en charge. En fait, c'est l'ensemble de la population que les autorités médicales devraient se charger de mettre au courant des réalités de la

RCP, car on sait que la mort subite survient à domicile la plupart du temps. On sait également que partout, dans les maisons, les résidences, les rues, les gares, les aéroports, les centres commerciaux, etc. vivent et déambulent des personnes atteintes de pathologies diverses qui réduisent leur chances de survie à la RCP. Elles ont le droit de savoir. Chaque personne, hospitalisée ou non, doit pouvoir refuser d'être réanimée en cas de mort subite et a donc besoin d'être informée correctement.

Une autre chose importante : la science de la réanimation est un vaste champ d'expérimentation clinique auquel participent assidûment différents groupes de médecins-chercheurs partout dans le monde. Tous engagés dans la même tâche, celle de faire avancer la science de la réanimation, ils collaborent de façon régulière à la mise à jour des lignes directrices en matière de RCP. Quelle est la valeur des données probantes sur lesquelles s'appuient ces lignes directrices? En fonction de la qualité de la preuve apportée, les travaux scientifiques se classent en cinq niveaux de preuve, le plus fort étant celui des essais contrôlés randomisés et le plus faible, celui des opinions d'experts. Les gens devraient savoir que la plupart des études cliniques sont entachées de biais de toutes sortes, ce qui rend leurs conclusions plus ou moins fiables. De plus, quand les essais cliniques sont financés par des compagnies pharmaceutiques (et beaucoup le sont), il faut s'en méfier tout particulièrement. En fait, les fameuses « données probantes » ne sont pas toujours probantes, aussi faut-il savoir lire la littérature scientifique avec un regard critique. En ce qui a trait à la RCP, la majorité des recommandations émises

reposent sur des travaux dont le niveau de preuve
est faible ou très faible. C'est donc dire que les recommandations en réanimation relèvent surtout de
spéculations sans fondements scientifiques valides.
La vérité, c'est qu'il n'existe pas de données qui
justifient la mise en œuvre universelle de la RCP.

Alors pourquoi tout ce système si bien structuré
pour « sauver des vies »? Force est de conclure qu'il
y a des intérêts très bien servis par ce déploiement
de technologie et d'efforts héroïques, des intérêts
qui, j'en ai bien peur, n'ont rien à voir avec le bien-
être des personnes.

Il faut dire que les « progrès technologiques » et
la RCP ont changé les perspectives dans le monde
médical. À la fin des années 60, on a inventé une
nouvelle définition de la mort (la mort cérébrale)
pour pouvoir prélever des organes chez des personnes jugées irrécupérables (en raison d'une atteinte sévère de la conscience) qui dépendaient de
la technologie pour leur survie. Depuis, l'eau a cou-
lé sous les ponts et tous les moyens sont bons pour
repousser la mort. C'est maintenant pratique cou-
rante d'utiliser les gens qui meurent subitement en
les incluant dans des études cliniques – avec un
consentement anticipé! – dans le but d'augmenter
nos connaissances en matière d'arrêt cardiaque, de
réanimation et de techniques de soins vitaux avancés. Il y a aussi en parallèle une autre pratique, déjà
bien établie dans plusieurs pays : celle de revenir
aux critères d'arrêt cardiaque pour le diagnostic de
la mort et de décider, après 20 ou 30 minutes de
RCP sans récupération du pouls, de traiter la victime en tant que donneur potentiel d'organes et de
tissus – ce qui se fait avec un consentement pré-

sumé! On dispose donc du corps dans un esprit de productivité, comme si le corps n'appartenait plus à la personne, comme s'il n'était plus qu'une collection de « pièces détachées » dont on a le droit de profiter pour servir les intérêts de quelqu'un d'autre. Ça, c'est de l'utilitarisme médical. Le pire, c'est qu'on le justifie sans difficulté en clamant des objectifs qu'on estime très louables et en jouant avec les émotions des gens. Le progrès médicoscientifique mène le bal, me semble-t-il, et alimente constamment le désir absurde de vaincre la mort! Alors voilà, on réanime une foule de personnes — qui vont mourir de toutes façons, mais après des heures ou des jours d'agonie — pour n'en « sauver » que quelques-unes parmi lesquelles beaucoup sont condamnées à une survie de piètre qualité. Personnellement, je n'ai pas envie de servir de cobaye à tous ces scientifiques à l'éthique plutôt douteuse. Et vous?

La remise en question. Elle ne peut s'inscrire que dans l'acceptation de la réalité : les choses non pas telles qu'on les imagine, mais telles qu'elles sont. La mort faisant partie de la vie, vouloir la combattre n'a aucun sens. Nous n'avons d'autre choix que d'accepter notre finitude et toutes les incertitudes qui peuplent l'existence humaine. Pour bien vivre, pour vivre le mieux possible, il suffit de prendre soin de soi. C'est ça, la vraie prévention. Oui, parce que la vie est précieuse, il s'agit non pas de lutter contre la mort mais de prendre soin de soi tout au long de son chemin. Et alors, quand la mort se présente, savoir s'incliner, lâcher prise et entrer dans cet inconnu sacré qui délivre de tous les maux…

N'est-ce pas d'ailleurs à prendre soin de leurs patients que les médecins s'engagent? à veiller sur leur bien-être dans le respect de leur dignité? Ils devraient donc être les premiers à remettre en question la mise en œuvre universelle et indiscriminée de la RCP, un plan d'action aberrant qui engendre des agonies douloureuses et artificielles, des morts froides et prolongées, et des vies ruinées. Les démarches que j'ai entreprises en 2019 auprès de différentes instances en santé et en éthique — dans le but d'attirer leur attention sur les ravages causés par la RCP — n'ont rien donné. J'avais nourri l'espoir que parmi toutes les personnes contactées, au moins l'une d'entre elles se laisserait interpeller par le témoignage sincère et sérieux provenant non seulement de la mère d'un survivant, mais aussi d'un ancien membre de la profession médicale. Ce n'est toutefois pas arrivé. J'ai été à toutes fins pratiques ignorée. Encore une fois, le même message outrageant et irrecevable : Eduardo était un dommage collatéral. Je constatais tristement à quel point on peut être borné et avec quelle facilité on peut choisir de s'installer confortablement dans une attitude désincarnée, irresponsable et dénuée de sensibilité.

Des résultats obtenus avec la RCP, il faudrait pourtant tirer des conclusions logiques et honnêtes : la RCP ne sauve des vies que dans des conditions exceptionnelles et fait une multitude de victimes innocentes, ce qui justifie la modification des protocoles d'intervention en médecine d'urgence. Si l'on cessait de réanimer tout le monde à l'aveuglette, de nombreuses situations catastrophiques non désirées pourraient ainsi être évitées. S'enfermer dans l'idée préconçue que la mort subite est inacceptable et s'entêter à trouver des façons d'augmenter le nombre de survivants coûte que coûte au lieu de se rendre à l'évidence, ce n'est ni scientifique ni respectueux de la vie humaine. C'est le bien-être de chaque personne qui importe, pas les taux de survie dans la population. D'ailleurs, la mortalité est toujours de 100 %, car nous allons tous mourir un jour, d'une manière ou d'une autre. Il me semble que respecter la mort de quelqu'un est un impératif moral inéluctable, à plus forte raison quand on est médecin.

Vouloir expliquer la mort subite simplement par l'obstruction d'artères coronaires, la présence d'une cardiomyopathie ou la survenue d'une arythmie maligne et réparer le « problème » en réanimant la personne, c'est faire preuve d'une vision très réductionniste. C'est ne regarder que le cœur et rien d'autre. En réalité, les choses sont beaucoup plus complexes. Le cœur qui s'arrête se trouve à l'intérieur d'un corps qui appartient à une personne qui évolue dans un certain milieu et qui a une histoire de vie très particulière, un cheminement qui se distingue de celui de toutes les autres personnes. On ne doit pas perdre de vue que les raisons profondes de la mort sont ancrées dans le vécu de la personne. Mais voilà qu'en médecine, comme dans d'autres domaines, on semble vouloir contourner la réalité en ignorant le mystère qui réside au cœur de chaque personne. Muni d'une technologie de plus en plus sophistiquée et animé par l'hubris, on a décidé de s'occuper des imperfections de la vie. En plus de se fixer des objectifs, de jongler avec les concepts et d'établir des protocoles, on se plaît à décortiquer les choses, à les décomposer et à les simplifier pour pouvoir mieux les manipuler et les contrôler, sans tenir compte de la complexité de la vie humaine, en oubliant que tout évènement (incluant la mort subite) survient dans un contexte très personnel dont on ne peut faire abstraction. J'ai expliqué tout ça à Eduardo, un jour, lors d'une de nos multiples conversations au sujet de sa réanimation. Voici son commentaire : « Ah! Alors les médecins utilisent seulement leur hémisphère gauche?! » Très juste. Ce serait bien de découvrir une façon de stimuler l'hémisphère droit des médecins et des chercheurs; peut-être qu'ainsi pourrait s'amorcer une véritable prise de conscience? Et si, comme me l'a mentionné Eduardo, on enlevait de l'argent aux médecins pour chaque personne réanimée mutilée? Alors là, je pense que les choses prendraient rapidement une autre tournure.

Enfin, la mise en œuvre universelle de la RCP est sans doute la manifestation la plus choquante du rejet catégorique de la mort. En considérant la mort comme un échec — et peut-être aussi en exploitant la peur que tout le monde a de la mort —, on en est arrivé à imposer des protocoles d'intervention qui répondent aux objectifs arbitraires qu'on s'est fixés, des objectifs qui se situent à l'échelle de la population et qui ne prennent pas en considération le bien-être de chaque individu. Comment se fait-il que de tels protocoles, qui briment les libertés et les droits fondamentaux de la personne, soient tolérés et jamais remis en question??!! Le corps médical jouirait-il, à notre insu, d'une exemption spéciale au regard de la Charte des droits et libertés l'autorisant à imposer des protocoles qui violent l'intégrité physique, psychique et spirituelle des personnes?

Il faut le dire à voix haute et le répéter : la mort, quelle que soit la façon dont elle survient, est une affaire personnelle. Elle est sacrée autant que la vie. On n'a pas le droit de la gérer avec des plans d'action collectifs. La primauté de la personne sur la collectivité et la sauvegarde de sa dignité en tant qu'être humain ne sont-elles pas au-dessus de toute ambition étatique ou sociétale? Soyons conscients que le bien-être d'une société ne peut véritablement se forger qu'à partir du bien-être de chacun de ses membres.

Peu importe la noblesse des intentions à l'origine d'un projet, les intérêts de la recherche médicale ne doivent jamais prévaloir sur le bien-être et le respect de la dignité des personnes. Pour contrer cette menace bien réelle et échapper aux dérives abominables qui risquent de nous emporter — qui déjà nous emportent! —, je pense que tout le monde devrait faire un retour en arrière et se rappeler du procès de Nuremberg.

Les derniers mots

Après tant de souffrances, Eduardo a pu reprendre sa mort.

Quel bonheur…

Mais, après tant de souffrances, mon être meurtri le sera-t-il à tout jamais?

Eduardo s'est libéré.

Quelle joie…

Notre odyssée est terminée. En marchant aux côtés d'Eduardo, je suis allée jusqu'au bout de moi-même.

Je suis fière de ce que nous avons accompli ensemble.

Aujourd'hui, Eduardo est parti, je suis seule, mais il me reste l'espoir que le témoignage de sa vie se propage et parvienne à toucher les générations futures.

De cet espoir, je vais me nourrir, je vais vivre et continuer mon chemin.

ON N'AVAIT PAS LE DROIT DE LUI VOLER SA MORT!

Post-scriptum

Tout comme *Pourquoi on m'a réanimé?*, ce livre est un témoignage de vie authentique. En faisant un retour sur la réanimation cardiopulmonaire à l'avant-dernier chapitre — retour qui allait de soi — j'ai voulu pousser la réflexion un peu plus loin. Étant donné la nature de cet ouvrage, je me suis toutefois abstenue de le surcharger avec des références bibliographiques.

J'ai rédigé ce livre plongée dans le deuil d'Eduardo, car il ne pouvait en être autrement. Mon état d'âme ne m'a pas permis de manier la plume avec l'aisance dont j'aurais aimé faire preuve. J'en suis désolée. Je pense tout de même qu'Eduardo serait — qu'il est — satisfait de mon travail. Malgré tout je suis parvenue, dans ce petit récit parsemé d'imperfections, à raconter le plus fidèlement possible la fin de son histoire. Émue, je me réjouis de ce précieux témoignage.

Remerciements

Dans toute ma solitude, j'ai eu le bonheur de pouvoir compter sur l'aide de quelques personnes solidaires auxquelles je tiens à exprimer ma gratitude.

Merci à Ana pour sa généreuse contribution : elle a consacré une partie de son précieux temps à réviser tout le manuscrit avec la délicatesse que je lui connais.

Merci à Manon pour son étroite collaboration : elle est allée au-delà de la tâche de lectrice que je lui avais confiée et m'a fait part de plusieurs observations très pertinentes.

Merci tout particulièrement à Martine pour sa fidèle présence et son appui inestimable : les multiples échanges que j'ai entretenus avec elle m'ont soutenue tout au long de mon travail d'écriture.

À toutes les trois, merci du fond du cœur.

À *propos de l'auteure*

Née à Saint-Joseph de Beauce, une petite agglomération de la province de Québec, au Canada, Anne Beaudoin a étudié dans plusieurs domaines différents avant d'entrer à la Faculté de médecine de l'Université de Sherbrooke, où elle a obtenu son diplôme de *Medicinae Doctor, M.D* en 1990. Elle a ensuite fait sa formation en pédiatrie à l'Hôpital universitaire Reina Sofía de Cordoue, en Espagne. À la retraite depuis plusieurs années, elle se considère chanceuse d'avoir pu gagner sa vie en vibrant passionnément avec les enfants et les familles dont elle s'est occupée. De l'été 2008 au 5 septembre 2019, elle s'est consacrée exclusivement aux soins et à l'accompagnement de son fils Eduardo. Elle vit à Québec.